ALEXANDRA RETION
& STÉPHANIE DE TURCKHEIM

RÉGIME CRÉTOIS

Photographies : Emanuela Cino
Stylisme : Mélanie Martin

hachette
CUISINE

SOMMAIRE

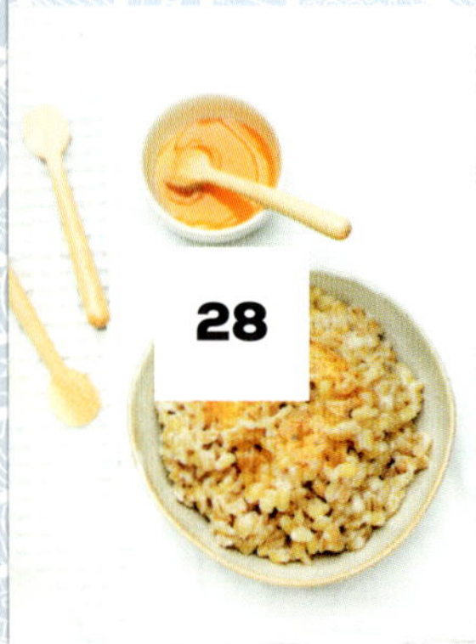

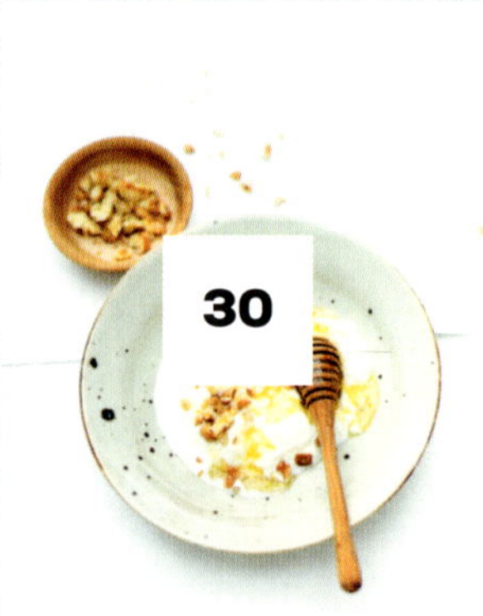

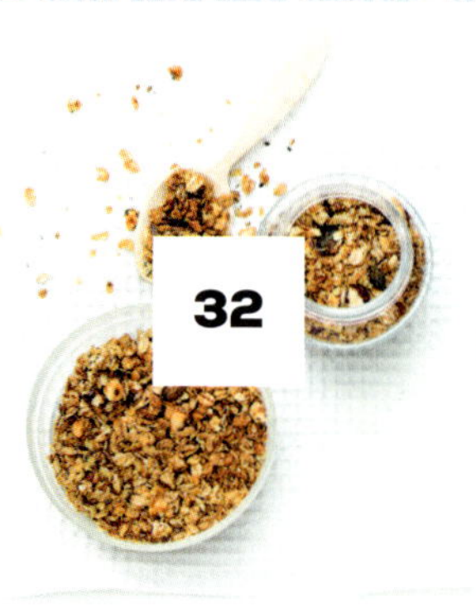

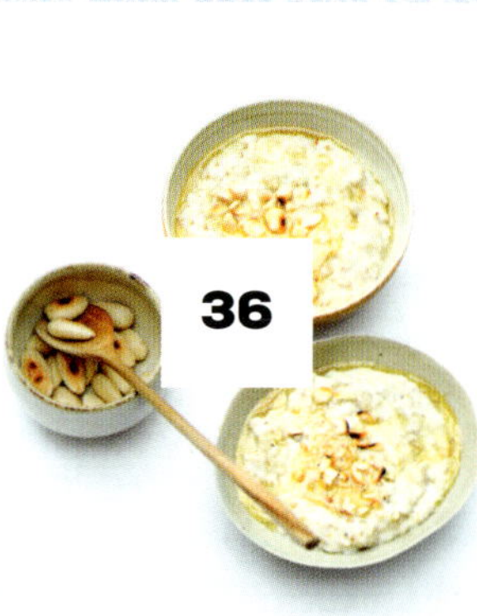

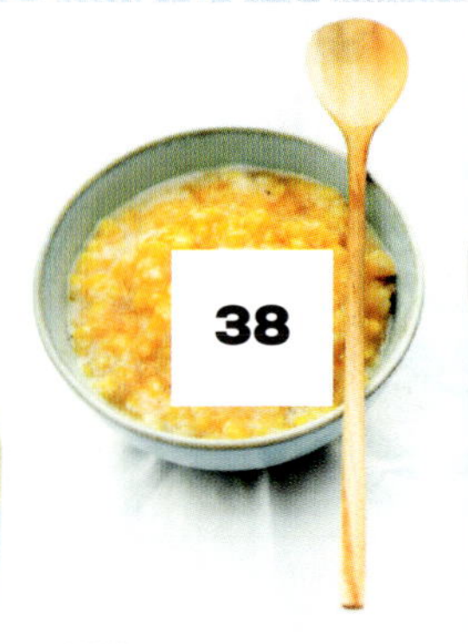

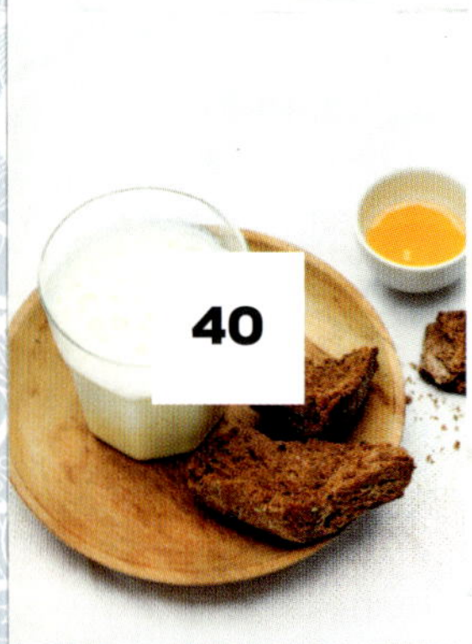

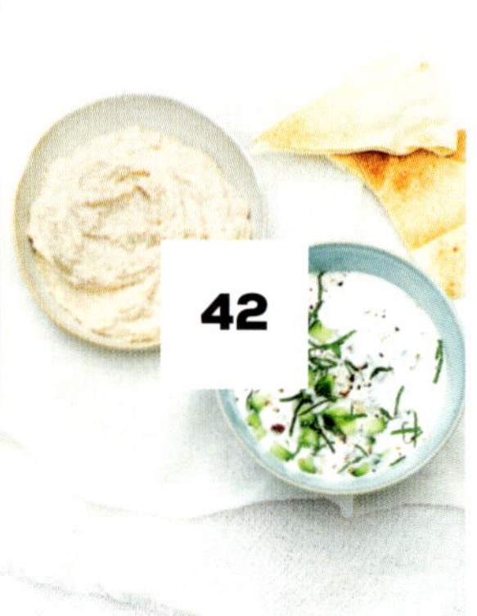

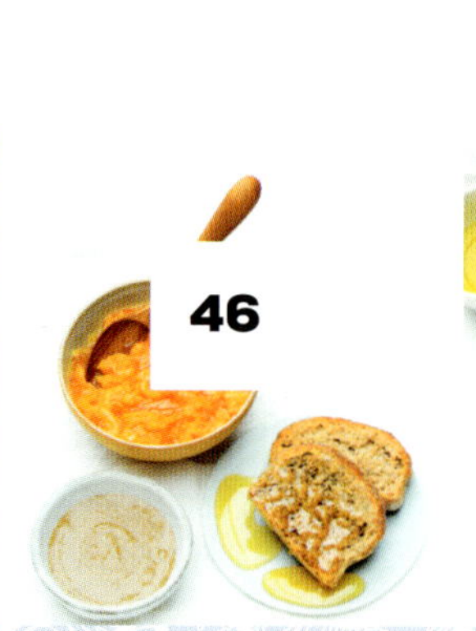

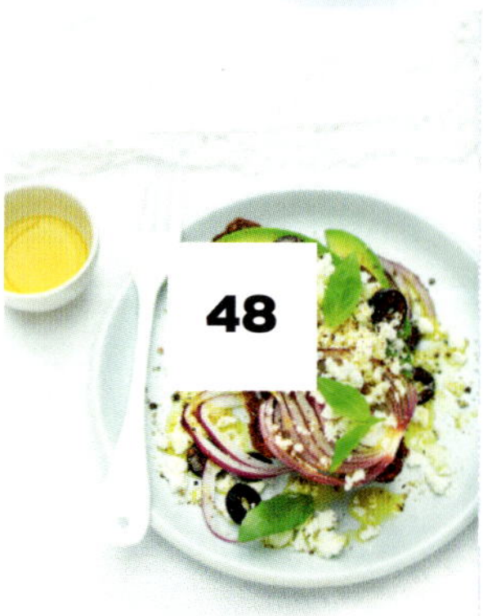

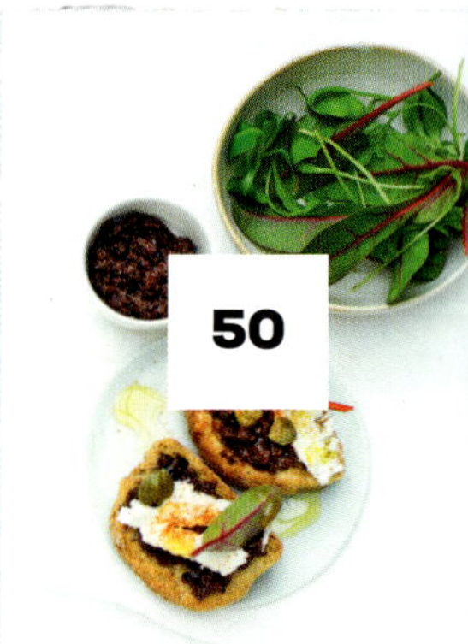

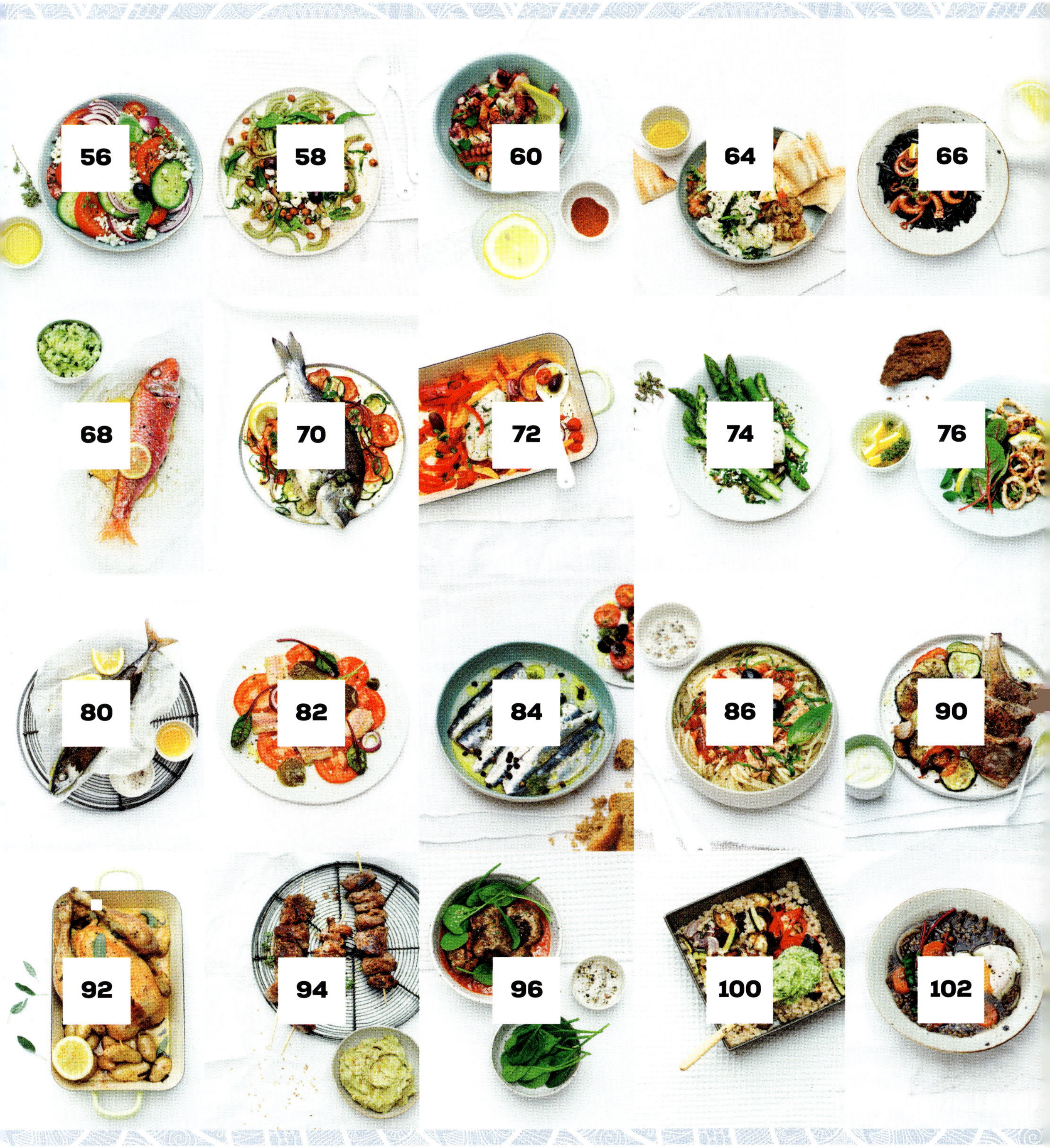
56
58
60
64
66
68
70
72
74
76
80
82
84
86
90
92
94
96
100
102

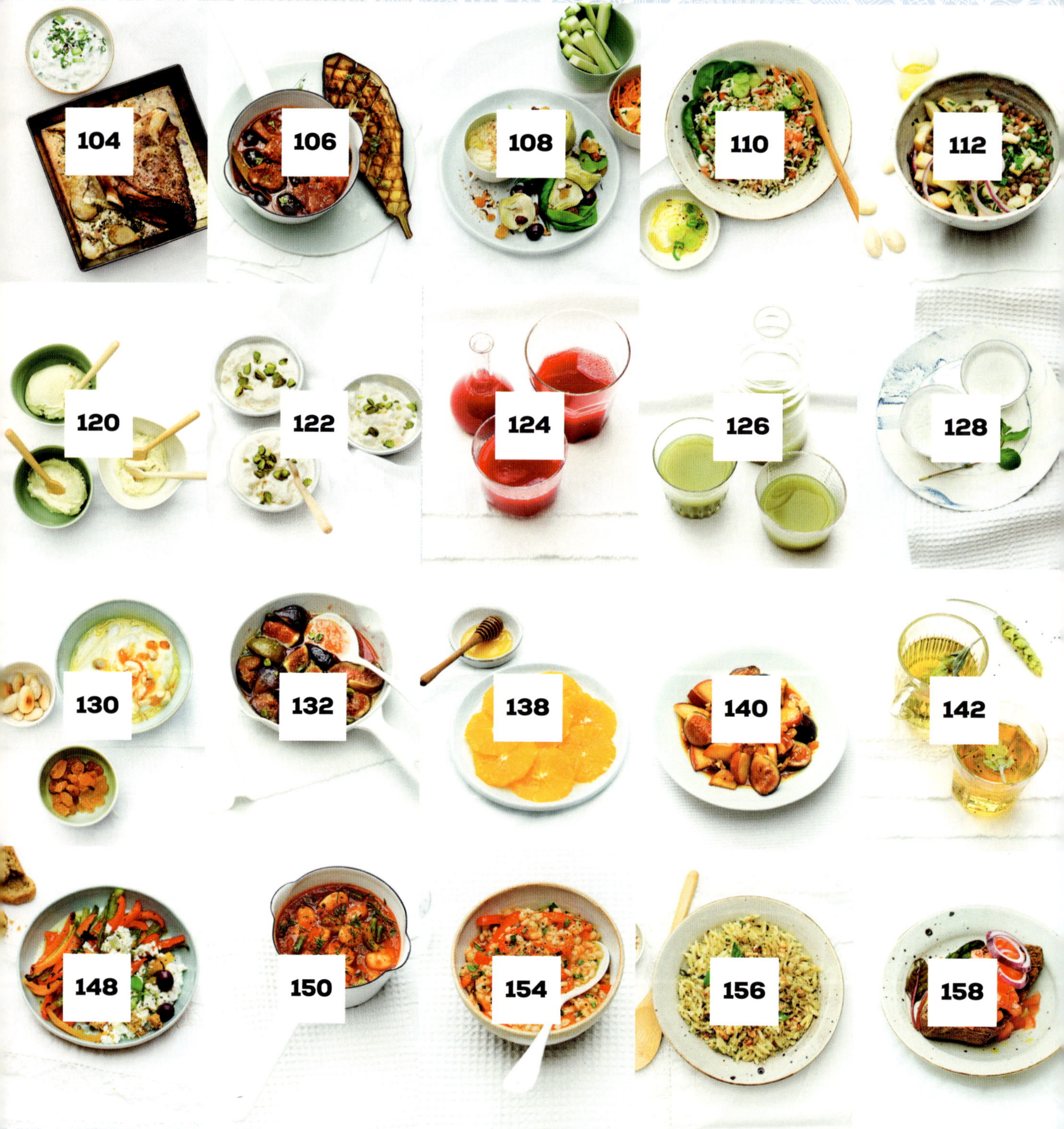
104
106
108
110
112
120
122
124
126
128
130
132
138
140
142
148
150
154
156
158

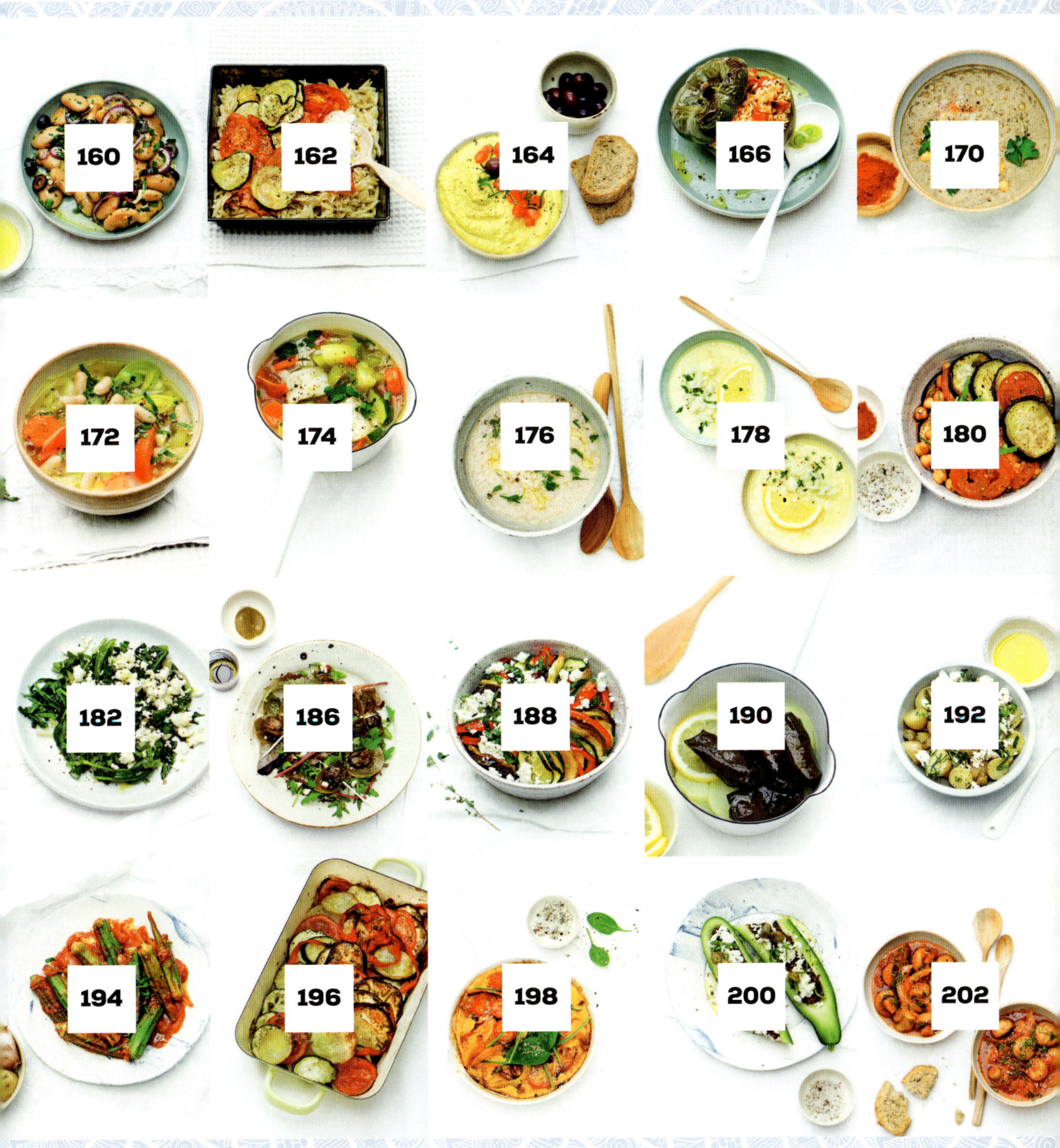
160
162
164
166
170
172
174
176
178
180
182
186
188
190
192
194
196
198
200
202

L'ASSIETTE **CRÉTOISE**

Le régime crétois est aujourd'hui reconnu pour être un véritable modèle alimentaire capable de prévenir les maladies cardiovasculaires. Une cuisine bénéfique pour votre santé grâce à l'alliance réussie d'aliments très présents dans leur alimentation.

ALORS, QUE TROUVE-T-ON **DANS UNE ASSIETTE CRÉTOISE ?**

Ce qui caractérise l'assiette crétoise, c'est un **choix d'aliments aux propriétés nutritionnelles excellentes dans le respect de la saisonnalité des produits**, et c'est une alimentation facile à adopter.

LES CARACTÉRISTIQUES PRINCIPALES DE L'ASSIETTE CRÉTOISE

- Noyau central : **les principaux aliments sont des végétaux**, il y a abondance de légumes pour obtenir des nutriments essentiels tels que fibres et potassium, et des antioxydants comme la vitamine A, la vitamine C et la vitamine E.
- Il existe très **peu de desserts**, car ce sont principalement les **fruits** qui sont consommés, pour obtenir des nutriments essentiels comme la vitamine C et des antioxydants comme les polyphénols.
- **Consommation importante de fruits à coque** comme les noix, les noisettes, les amandes pour leurs apports en acides gras insaturés, y compris les acides gras oméga-3. Ils sont également riches en fibres et en vitamines, comme la vitamine E.
- Pour les graisses, consommation quasi exclusive de **l'huile d'olive** pour son apport en acides gras mono-insaturés. Ce qui avec les fruits à coque permet d'obtenir un rapport oméga-3/oméga-6 parfait pour la santé.
- **Consommation régulière de légumineuses** qui sont riches en protéines et en fibres, et aident à être rassasié. Elles aident également à réguler le taux de sucre dans le sang. Elles sont une excellente source de minéraux, tels que le cuivre, l'acide folique, le fer, le magnésium et le zinc.
- **Consommation de céréales à grains entiers** (surtout l'orge) pour leurs apports en fibres, en minéraux, en énergie et en vitamines du groupe B.

- **Utilisation d'herbes aromatiques sauvages et d'épices** pour limiter l'utilisation du sel et pour apporter des antioxydants.
- **Consommation importante de pain** sous forme complète.
- **Consommation modérée de poissons et fruits de mer provenant de la pêche** pour leur apport en protéines, en acides gras insaturés tels les oméga-3.
- Consommation de **produits laitiers à base de lait de brebis et de chèvre** pour leurs apports en protéines et en acides gras mono-insaturés.
- **Consommation faible de viande** et particulièrement la viande rouge car elle n'est pas consommée plus de 3 ou 4 fois par mois. S'il y a consommation de viande, ce sera de préférence des viandes blanches.
- On boit principalement de **l'eau, des tisanes, du thé** mais aussi très modérément du vin rouge pour les polyphénols.

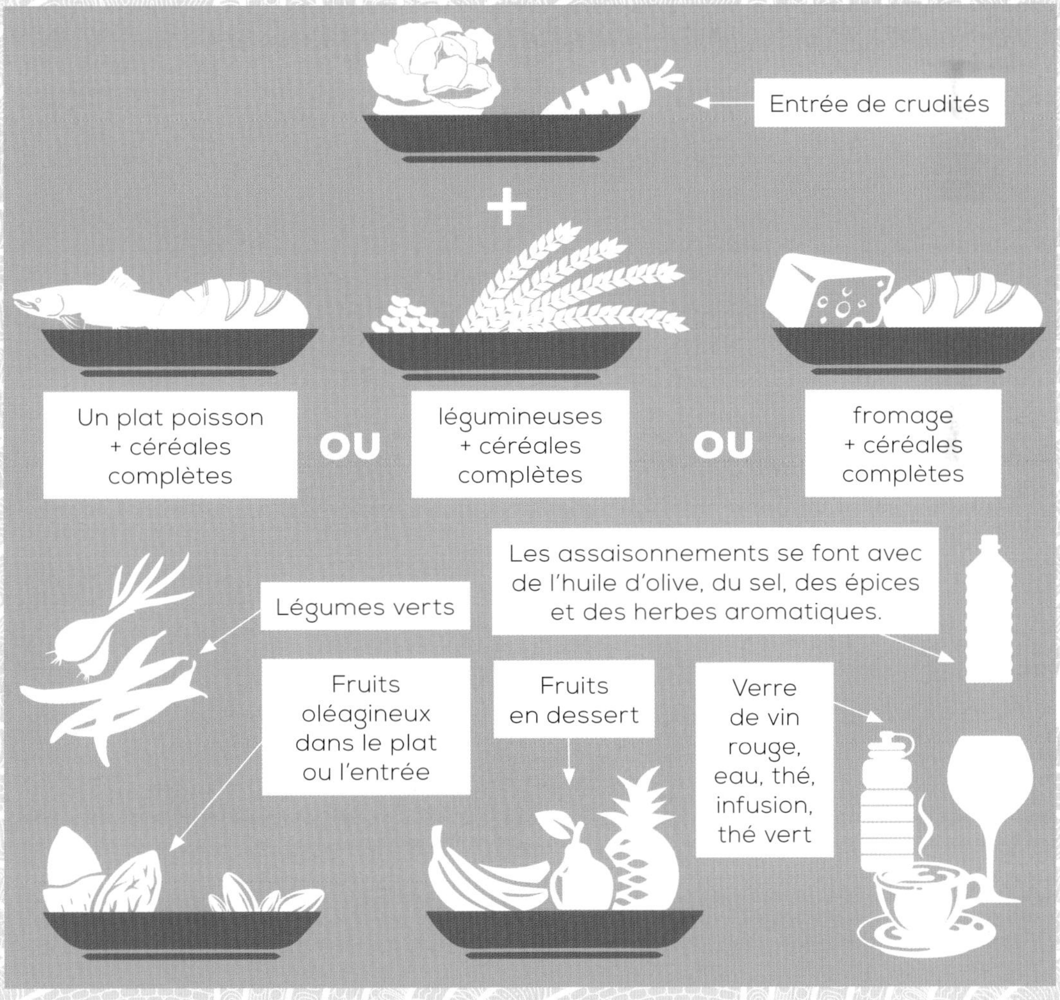

LES BIENFAITS SANTÉ **DU RÉGIME CRÉTOIS**

Vous avez déjà entendu dire que le régime crétois permet d'allonger l'espérance de vie ? Qu'il préserve aussi des maladies cardiovasculaires ? Que l'alimentation des Crétois et leur mode de vie seraient un bon moyen de garder la ligne ? Alors quels sont les bienfaits sur la santé du régime crétois ?

RÉDUCTION DU RISQUE DE MALADIES **CARDIOVASCULAIRES**

Rappelons que le mode alimentaire des Crétois est basé sur une **consommation élevée de produits végétaux** (légumes, fruits, noix, légumineuses et produits céréaliers à base de grains entiers), une **faible consommation de produits d'origine animale**, une **consommation modérée de poisson**. L'apport de gras est souvent élevé (environ 40 % de l'apport énergétique total) mais se fait principalement sous forme d'**acides gras mono-insaturés** grâce à l'utilisation abondante d'huile d'olive.

C'est grâce à différentes premières études réalisées au cours des années 1950-1960 que l'impact positif du régime crétois sur la prévention des maladies cardiovasculaires a été démontré. En effet, ces études ont noté que les régions du monde pratiquant ce régime avaient une baisse significative d'infarctus du myocarde et d'AVC.

L'apport faible en acides gras saturés (présents essentiellement dans les produits d'origine animale) et l'apport riche en acides gras mono-insaturés et poly-insaturés (présents dans l'huile d'olive, les poissons, les oléagineux, le pourpier, les escargots…) **réduisent le taux de cholestérol total**. Ce mécanisme est obtenu grâce à une augmentation du HDL-cholestérol (bon) et une réduction du LDL-cholestérol (mauvais).

D'après une étude de 2010, les polyphénols de l'huile d'olive entraîneraient une **diminution de la formation de plaques d'athéromes**. Ces plaques ont pour conséquence d'obstruer les vaisseaux sanguins et donc de favoriser les maladies cardiovasculaires.

Mais n'oublions pas les **fibres contenues dans les fruits, les légumes, les céréales complètes et les légumineuses**, qui participent également la diminution du LDL-cholestérol.

L'activité physique dans le mode de vie crétois participe aussi à l'entretien de la bonne santé cardiaque !

Vous voyez qu'adopter un régime crétois vous apportera davantage de protection cardiovasculaire, alors n'hésitez plus !

AUGMENTATION DE L'ESPÉRANCE DE VIE

Aujourd'hui, **il est démontré que le régime crétois peut contribuer à augmenter votre espérance de vie.** En effet, la consommation de fruits et de légumes en abondance procure un excellent apport d'antioxydants qui luttent contre le vieillissement des cellules.

Cela permet de vous protéger contre certaines maladies et d'allonger votre espérance de vie !

Ceci implique néanmoins de consommer des fruits et des légumes frais et de saison pour obtenir un maximum d'antioxydants et de vitamines.

AMÉLIORATION DE LA SANTÉ ET DE LA FORME **EN GARDANT LA LIGNE**

Une alimentation riche en vitamines, en minéraux, en fibre, en acides gras mono-insaturés et avec une activité physique régulière favorisent un **meilleur état de santé général.** Vous vous sentirez en forme !

Le régime crétois permet de **réduire la faim** car il a un effet sur la satiété, grâce notamment aux fibres contenues dans les aliments. Ainsi, vous **évitez la prise de poids** ou perdez du poids s'il y a besoin.

Attention, pour vous assurer les bienfaits santé du régime crétois, il y a **quelques erreurs à éviter :**

- **Le jus de fruits industriel** ne vous apporte pas une portion de fruits, car il ne contient que très peu de vitamines et de fibres. Cette sensation de réveil après avoir bu un jus est due à l'arrivée rapide du sucre dans votre sang ! Donc **consommez des fruits frais !**
- **La soupe de légumes en brique** ne vous apporte pas assez de fibres, ni de vitamines et de minéraux. Faites vos soupes maison avec des légumes frais !
- **Les produits transformés.** Privilégiez les produits de base complets ! Le régime crétois utilise des aliments bruts !

L'IMPORTANCE DU MODE DE VIE

Dans le régime crétois, il faut aussi prendre en considération **l'environnement et le mode de vie des Crétois** ! En effet, au-delà des choix précis des aliments, d'autres facteurs divers plus globaux sont influents. Un des facteurs est **l'activité physique**. L'intense activité physique des hommes de Crète est journalière et bien souvent liée aux déplacements quotidiens, voire au type de travail (paysans…).

Le métabolisme de base d'un adulte, c'est-à-dire les apports en énergie nécessaires pour couvrir le bon fonctionnement de l'organisme et l'activité physique habituelle, dépend de l'âge, du sexe, de la taille, de l'activité et des circonstances de la vie quotidienne. Néanmoins, **considérez que vous devez bouger au moins 1 heure par jour** (recommandations du Programme national nutrition santé).

LES ALIMENTS **À PRIVILÉGIER**

Aliment	Bénéfices	Préparation	Fréquence
LES LÉGUMES			
Pourpier	Riche en fibres qui favorisent la satiété. Riche en vitamines C et E. Riche en oméga-3, pour lutter contre le cholestérol.	À consommer cru en salade ou cuit à la vapeur assaisonné avec d'huile d'olive.	Peu calorique, à consommer sans modération à chaque repas.
Tomate	Peu calorique, elle contient une grande quantité d'eau. Riche en vitamines C et E (puissants antioxydants) et en minéraux, potassium et magnésium (bons pour la santé cardiovasculaire).	À consommer crue en salade, ou cuite mélangée à d'autres légumes (ratatouille). Conseil : si vous avez un système digestif fragile, enlevez la peau et les graines.	Peu calorique, à consommer sans modération à chaque repas.
Poivron	Peu calorique, très riche en vitamine C. Apporte également des minéraux et des fibres.	À consommer cru en salade ou grillé au four. Légume à éviter si votre système digestif est fragile.	Peu calorique, à consommer sans modération à chaque repas.
Épinard	Riche en fibres, en minéraux (potassium, fer) et en vitamine C.	À consommer en salade ou cuit à la vapeur. Attention, à la cuisson à l'eau, 50 % de la vitamine C disparaît : privilégiez un cuit-vapeur.	Peu calorique, à consommer sans modération à chaque repas.
Courgette	Aliment forme ! Très peu calorique, digeste mais avec une forte densité en vitamines (C et B9), fibres et minéraux (bêtacarotène et iode).	Simple à préparer, à consommer avec la tomate et l'aubergine ou seule dans de nombreux plats.	Très peu calorique, à consommer sans modération à chaque repas.

Aliment	Bénéfices	Préparation	Fréquence
Aubergine	Riche en fibres et très concentrée en minéraux (iode et fer) et en vitamines (C et B9).	À consommer cuisinée avec peu de matière grasse, légume très digeste.	Peu calorique, à consommer sans modération à chaque repas.
Oignon	Riche en vitamine C et E, en carotène. Riche également en sélénium, qui renforce son action antioxydante.	À éplucher et ajouter à toutes vos salades crues ou plats chauds.	Peu calorique, à consommer sans modération à chaque repas. À limiter pour les personnes au système digestif fragile.
Ail	Riche en vitamine C, a des propriétés protectrices pour la santé cardiovasculaire.	À éplucher et ajouter à toutes vos salades crues ou plats chauds. Haché, broyé, émincé.	Très peu calorique, à consommer sans modération à chaque repas.
LES FRUITS			
Abricot	Peu calorique, riche en potassium et en bêtacarotène. Également riche en fibres, il favorise un bon transit.	À consommer entier, frais ou séché.	À consommer à la fin d'un repas ou en-cas. Une portion de fruits revient à 3 abricots.
Figue	Moyennement sucrée, contrairement aux idées reçues. Riche en minéraux (potassium, calcium, magnésium) et en vitamines (B et C).	À consommer entière, fraîche ou séchée.	À consommer à la fin d'un repas ou en-cas. Une portion de fruits revient à 3 figues.
Orange	Très riche en vitamine C et en eau. Également un bon apport de calcium qui sera bien assimilé grâce au phosphore du fruit.	À croquer ou en jus.	À consommer à la fin d'un repas ou en jus lors d'un petit déjeuner. Privilégiez toujours le fruit à croquer : la mastication rassasie davantage, et le jus perd en vitamines et fibres.

Aliment	Bénéfices	Préparation	Fréquence
LES LÉGUMINEUSES			
Lentilles	Riches en glucides complexes pour vous apporter de l'énergie et riches en protéines. Contiennent également des minéraux essentiels (zinc et fer).	À associer à du blé ou une autre céréale pour obtenir des protéines complètes. Terminer le repas par un fruit riche en vitamine C pour assimiler le fer. Faire cuire à feu doux.	À consommer lors d'un repas sur deux, associées à du blé ou une céréale et accompagnées de légumes.
Pois chiches	Riches en protéines, en fibres et en minéraux (calcium, fer).	À associer à de la semoule ou une autre céréale pour des protéines complètes. Faire tremper au moins 12 h avant cuisson. Pour les personnes fragiles au niveau digestif, faire cuire lentement.	À consommer lors d'un repas sur deux, associés à une céréale et des légumes.
Haricots blancs	Riches en amidon de digestion lente, ils sont une excellente source d'énergie. Riches en fibres et en minéraux (phosphore, fer, magnésium) et en vitamines du groupe B.	À associer à une autre céréale au cours du repas pour des protéines complètes. Faire tremper toute la nuit avant cuisson. Faire cuire lentement.	À consommer lors d'un repas sur deux avec une céréale et des légumes.
LES CÉRÉALES			
Orge	Riche en amidon. Source intéressante de minéraux (magnésium, phosphore, cuivre) et de fibres.	À associer à des légumineuses pour des protéines complètes. Faire tremper toute la nuit. Cuire lentement à feu doux dans un grand volume d'eau.	À consommer comme du riz avec des légumes, ou alors en salade composée.
Riz complet	Riche en fibres grâce à l'enveloppe du grain conservée. Source de minéraux essentiels comme le magnésium, le sélénium et le manganèse.	À associer à des légumineuses pour obtenir des protéines complètes. Cuire à feu doux dans un grand volume d'eau.	À consommer à chaque repas, associé à des légumineuses et des légumes.

Aliment	Bénéfices	Préparation	Fréquence
LES PAINS			
Pain complet	Riche en fibres, en protéines et en amidon. Les fibres favorisent un bon transit intestinal.	À consommer en tranche, frais ou grillé.	À consommer au petit déjeuner et au cours des repas en accompagnement des plats.
Pain d'épeautre	Riche en minéraux (phosphore, magnésium), en fibres et en protéines.	À consommer en tranche, frais ou grillé.	À consommer au petit déjeuner et au cours des repas en accompagnement des plats.
Pain au levain	La fermentation au levain repose sur des levures sauvages et des bactéries lactiques contenues dans la farine. Le pain au levain a des qualités nutritionnelles proches de celles des autres pains, mais il est plus digeste, et permet une meilleure assimilation des minéraux.	En tranche, frais ou grillé.	À consommer au petit déjeuner et au cours des repas en accompagnement des plats.
LES OLÉAGINEUX			
Noix	Riches en acides gras essentiels, vitamine E, fibres et minéraux (magnésium, potassium et phosphore).	À consommer décortiquées, entières sur une salade ou un plat, ou encore en collation.	À consommer quotidiennement au cours de la journée ou lors des repas.
Amandes	Riches en acides gras essentiels, en fibres, et en minéraux (calcium, potassium, magnésium et fer).	À consommer décortiquées, entières sur une salade ou sur un plat ou encore en collation. On en trouve également sous forme de purée à tartiner.	À consommer quotidiennement, en alternance avec d'autres fruits oléagineux.

Aliment	Bénéfices	Préparation	Fréquence
LES MATIÈRES GRASSES			
Huile d'olive	Riche en oméga-9, en vitamine E et en polyphénols qui renforcent son pouvoir antioxydant.	À consommer en filet sur une salade ou dans un plat chaud. À ajouter cru !	À consommer à chaque repas !
LES POISSONS			
Sardine	Riche en protéines et en oméga-3 avec un excellent rapport oméga-6/oméga-3. Riche en vitamines (D et B12) et en minéraux essentiels (sélénium, fer, phosphore et calcium).	À consommer fraîche, cuite au four ou en boîte au naturel.	À consommer à la place de la viande, au moins 3 fois par semaine.
Maquereau	Riche en vitamines A, B12 et D. Il apporte également suffisamment de protéines et est riche en acides gras essentiels dont les oméga-3.	À consommer frais, cuit au four ou en boîte au naturel.	À consommer 2 à 3 fois par semaine.
Poulpe	Riche en protéines et en oméga-3, c'est également une excellente source de fer, de cuivre, de sélénium et de vitamine B12. C'est donc un concentré de nutriments essentiels pour rester en bonne santé.	À consommer cuit, chaud à la place d'une portion de viande, ou froid dans une salade composée. Nettoyer et rincer soigneusement les poulpes avant de les faire cuire dans une eau bouillante légèrement salée.	À consommer 1 à 2 fois par semaine.

Aliment	Bénéfices	Préparation	Fréquence
LES PRODUITS LAITIERS			
Feta	Riche en calcium, en vitamine B12 et en protéines. Plus digeste que les produits à base de lait de vache. Contient de la vitamine D et du phosphore, pour une meilleure solidité osseuse.	À consommer sur un morceau de pain ou dans une salade.	À consommer une seule fois par jour en complément de yaourts. Jusqu'à 3 produits laitiers par jour.
Yaourt de brebis	Plus riche en protéines que les autres laits, il contient également davantage de calcium et de phosphore.	À consommer nature ou accompagné de fruits frais.	À consommer en fin de repas ou en collation.
AUTRES			
Escargot	Riche en protéines et en oméga-3. Propriétés bénéfiques pour le cœur et les artères.	À nettoyer et faire tremper avant de faire cuire dans une eau bouillante légèrement salée. Rincer à l'eau froide et égoutter.	À consommer au repas du midi à la place d'une portion de viande. Une fois par semaine.
Herbes aromatiques	Riches en antioxydants, elles donnent du goût à vos plats et ont des propriétés médicinales.	À laver et à ajouter à vos salades de crudités, à vos plats mijotés...	À consommer sans modération dans tous les plats.
Épices	Riches en antioxydants, les épices donnent du goût et de la couleur à vos plats.	À saupoudrer sur les plats. Certaines épices doivent être mélangées pour activer leurs bienfaits, comme le curcuma avec le poivre ou le gingembre.	À consommer à chaque repas sans modération.

MODES DE **PRÉPARATION,** DE **CUISSON** ET DE **CONSERVATION**

Dans le régime crétois, les aliments sont souvent consommés bruts, cuisinés de façon simple, avec un assaisonnement à base d'huile d'olive. Les modes de préparation visent à limiter les pertes nutritionnelles dues aux préparations domestiques ou industrielles.

MODES DE **PRÉPARATION**

Les aliments utilisés sont bruts et de saison. Ils sont souvent **simplement découpés** frais, puis soit utilisés crus en salade, soit cuits dans des plats mijotés.

MODES DE **CUISSON**

- **La cuisson à l'étuvée et à l'étouffée :** c'est l'un des meilleurs modes de cuisson. C'est une **cuisson lente, à basse température et à couvert,** qui permet de cuire les aliments dans leur propre jus. Cette méthode **limite les pertes en sels minéraux ainsi qu'en vitamines** (à condition que la cuisson ne se prolonge pas trop longtemps et que le jus de cuisson soit consommé). **En Crète, les aliments mijotent dans de l'huile d'olive.** La cuisson en terre cuite (tajine) présente les mêmes avantages, mais la montée en température s'effectue beaucoup plus lentement.
- **La cuisson en papillotes :** c'est le **même principe** que la cuisson à l'étouffée, mais **sans corps gras**. Elle permet de préserver de manière exceptionnelle la saveur des aliments. C'est **une des meilleures « cuissons santé »,** tant pour les qualités organoleptiques que pour la préservation des qualités nutritionnelles. Il est conseillé d'utiliser **de préférence du papier sulfurisé** et non du papier d'aluminium.
- **La cuisson à la vapeur :** elle consiste à placer un récipient à trous au-dessus d'un volume d'eau bouillante (attention, il ne faut pas confondre avec l'autocuiseur où la montée en température et en pression est si haute que cela dénature les aliments). La montée en température doit être rapide, puis se stabiliser **entre 80 et 100 °C maximum, pour préserver le goût et les qualités nutritionnelles des aliments**. S'ils ne sont pas trop gros, les poissons entiers peuvent être cuits à la vapeur.
- **Fumage et grillades au barbecue à éviter :** la cuisson des aliments à température élevée, en particulier en contact direct avec les flammes, conduit à la formation de composés chimiques (HAP) toxiques pouvant jouer un rôle dans l'apparition de cancers. L'effet de ces substances mutagènes ne sera véritablement néfaste qu'en cas de consommation régulière. Privilégiez les viandes maigres pour éviter la chute de graisses dans les flammes, ce qui diminue le risque de formation de HAP.
- **La cuisson à la poêle, en sauteuse, au four, ou en cocotte :** la chaleur agit directement sur l'aliment. Cela permet une **cuisson rapide et savoureuse** à condition d'ajouter comme **seule matière grasse de l'huile d'olive** (modérément) et de ne **pas cuire à des températures excessives**, ce qui peut favoriser l'apparition de substances cancérigènes.
- Dans le cas d'une **cuisson au four**, privilégiez une cuisson lente et modérée (moins de 100 °C).

MODES DE **CONSERVATION**

Les Crétois utilisent une grande diversité de techniques de conservation.

On retrouve parmi celles-ci le **séchage au soleil** (herbes aromatiques par exemple), le **salage**, la **fermentation**, les **marinades** et les **confits**.

UNE SEMAINE **CRÉTOISE**

Allez, c'est parti pour une semaine crétoise ! Une semaine de menus pour vous aider à adopter les bonnes habitudes alimentaires des Crétois et réussir à ressentir les premiers effets positifs sur votre santé ! Vous allez découvrir de nouvelles sensations : vous sentir léger, rassasié, mieux dormir, en forme... Autant de bénéfices qui vous motiveront à continuer !

Une semaine, c'est 21 repas. Voici quelques premières recommandations :

- Mangez majoritairement des végétaux.
- Consommez de la viande avec parcimonie au profit du poisson et des œufs.
- Privilégiez des produits laitiers de brebis et de chèvre.
- Privilégiez un dîner végétarien.
- Consommez des fruits et légumes de saison.
- Prenez votre temps pour manger, profitez de votre entourage !
- Chaque jour, bougez !

	Petit déjeuner	Déjeuner	Dîner
Lundi	Pain pita complet* Tzatziki* Fruit de saison Café léger ou thé	*Horiatiki** Rouget grillé et purée de pommes de terre à l'ail* Fruit de saison	Velouté de tomates, lentilles et pois chiches* Fromage de chèvre frais Pain complet
Mardi	Pain complet Huile d'olive Olives Salade verte, oignons, tomates Café léger ou thé	Salade de légumes secs Carpaccio d'anguille fumée, tomate* Yaourt au lait de brebis et pain d'épeautre Fruit de saison	Salade d'escargots tièdes en feuilles de câpre* Légumes farcis au riz* Fruit de saison
Mercredi	Granola aux amandes et miel* Yaourt au lait de brebis nature Café léger ou thé	Salade d'aubergine aux câpres, fromage frais de brebis* Omelette aux épinards et aux olives Pain au levain	Tzatziki* Salade de pourpier aux noix Pain au levain Fruit de saison
Jeudi	*Dakos* à la farine de caroube* Avocat lisse* Feta et huile d'olive* Café léger ou thé	Salade de riz complet façon taboulé* Yaourt au lait de brebis Fruit de saison	Poivrons grillés à la feta* *Dakos* Fruit de saison
Vendredi	Compote de clémentines, *dakos* à l'orge, tahin et miel* Yaourt de brebis Café léger ou thé	Salade de lentilles aux pommes, amandes* Légumes grillés au four* Fromage de brebis et pain d'épeautre	Moussaka végétarienne* Fruit de saison
Samedi	Pain complet Faisselle de brebis et miel de thym aux noix* Café léger ou thé	Tajine de poulet au citron Salade de pourpier aux noix Salade de fruits	Salade de pois chiches à l'oignon doux et à la menthe Poêlée épinards, oignons, feta* Salade d'oranges à la menthe
Dimanche	Orge au lait de brebis et miel d'oranger façon porridge* Café léger ou thé	Mezze* Sorbet avocat-citron*	Salade de pommes de terre aux herbes et au fromage frais* Fruit de saison

*** Recettes disponibles dans cet ouvrage**

PETIT DÉJEUNER

LE PETIT DÉJEUNER CRÉTOIS : FAITES **LE PLEIN DE VITAMINES ET D'ÉNERGIE !**

Le régime crétois encourage la consommation de fruits et légumes frais, de céréales complètes en évitant au maximum les graisses d'origine animale. Le petit déjeuner idéal des Crétois vous permettra de faire le plein d'énergie et de vitamines pour bien démarrer la journée.

QUELLES SONT LES **ERREURS FRÉQUENTES** QUE VOUS COMMETTEZ AU PETIT DÉJEUNER ?

- Vous partez travailler sans **rien avaler**.
- Vous buvez **juste un café**.
- Vous ne **vous hydratez pas** le matin.
- Vous **mangez des gâteaux**, des **biscuits**, trop de **sucre**.
- Vous ne buvez qu'un **jus de fruits industriel**.

Quelles sont les **conséquences** ?

- Un **manque d'énergie** et un **manque de concentration**.
- Une attirance augmentée vers les **produits sucrés**.
- Un **déséquilibre nutritionnel** de vos apports énergétiques.
- Un **appétit augmenté** sur la journée et surtout en fin de journée.

Astuce
Si vous avez des difficultés à prendre un petit déjeuner au réveil, emportez une collation, par exemple un petit sandwich : pain pita complet + tzatziki + 1 poignée de fruits à coque.
Buvez un grand verre d'eau pour réveiller votre système digestif.

LES POINTS CLÉS DU PETIT DÉJEUNER CRÉTOIS

Des vitamines, de l'énergie, des fibres et des antioxydants ! Voilà le petit déjeuner type des Crétois pour partir du bon pied, prêt à affronter une grosse journée de travail et d'activités ! La recette :

- un **produit laitier au lait de chèvre ou de brebis** pour son apport en calcium et en protéines ;
- un **produit céréalier complet** (pain complet, flocons d'avoine) pour son apport en énergie par le biais des glucides complexes, son apport en fibres et en minéraux ;
- un **fruit frais** pour son apport en glucides simples, en fibres, en vitamine C et en eau ;
- une **boisson** pour son apport hydrique ;
- une **matière grasse** sous forme de fruits à coque ou d'huile d'olive ;
- parfois du miel pour le plaisir.

ALIMENTS **À PRIVILÉGIER**

- **Produits laitiers :** lait de brebis, lait de chèvre, yaourt au lait de brebis, yaourt au lait de chèvre, faisselle de brebis, fromage de chèvre, fromage de brebis (feta), *myzithra*...
- **Produits céréaliers :** pain complet, pain aux céréales, pain noir, pain de seigle, pain au levain, orge, flocons d'avoine, pois cassés *(fava)*, farine de caroube, pain pita complet, *paximadi*...
- **Matière grasse :** amandes, noix, noisettes, tahin, avocat, huile d'olive, olives noires...
- **Glucides simples :** fruits, miel d'oranger, miel de fleurs, miel de thym...

Toutes les recettes proposées dans cet ouvrage sont parfaitement adaptées !

ALIMENTS **À ÉVITER**

- **Produits laitiers :** yaourts aux fruits, yaourts aromatisés, boissons végétales aromatisées, desserts au soja aromatisés, fromages blancs avec coulis...
- **Produits céréaliers :** céréales corn-flakes, riz soufflé, galettes de maïs, croissants, biscuits petit déjeuner, biscottes, cracottes, brioches...
- **Protéines :** charcuteries.
- **Fruits :** jus de fruits, nectars et compotes industrielles.
- **Produits sucrés :** confiture, pâte à tartiner, brioches sucrées, biscuits sucrés, sucre dans la boisson, chocolat en poudre sucré...
- Tous les **aliments industriels et transformés.**

ORGE AU LAIT DE BREBIS ET MIEL D'ORANGER FAÇON PORRIDGE

PRÉPARATION 5 MIN • **CUISSON** 40 MIN + 30 MIN • **POUR** 2 PERSONNES

INGRÉDIENTS

Orge perlé .... 50 g
Lait de brebis .... 35 cl
Miel d'oranger .... 3 c. à s.

PARSEMEZ DE FRUITS FRAIS OU DE FRUITS SECS (NOIX, AMANDES).

1. Faites cuire l'orge perlé pendant 40 min dans 3 fois son volume d'eau, soit 15 cl d'eau, à feu doux et à couvert. Mélangez de temps à autre.
2. Au bout de ce temps, versez le lait de brebis et faites encore cuire 30 min à feu très doux en remuant régulièrement.
3. Ajoutez le miel et dégustez tiède.

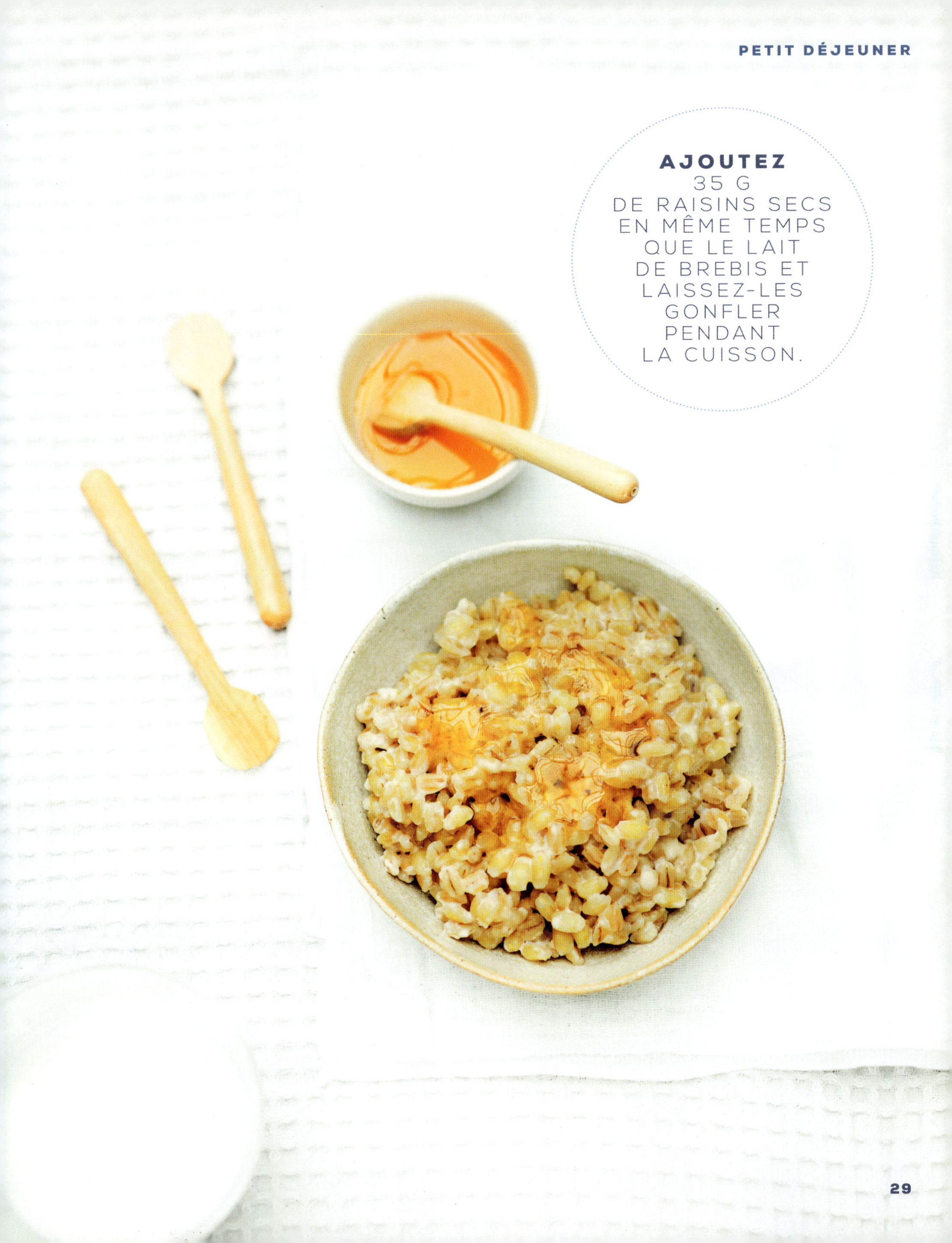

AJOUTEZ
35 G
DE RAISINS SECS
EN MÊME TEMPS
QUE LE LAIT
DE BREBIS ET
LAISSEZ-LES
GONFLER
PENDANT
LA CUISSON.

FAISSELLE DE BREBIS ET MIEL DE THYM AUX NOIX

PRÉPARATION 5 MIN • **CUISSON** 2 MIN • **REPOS** 1 H • **POUR** 2 PERSONNES

INGRÉDIENTS

Faisselle de brebis.....2 petites (250 g)

Miel de thym .... 2 c. à s.

Mélange de noix .... 1 poignée

1 Laissez égoutter les faisselles pendant au moins 1 h.

2 Déposez les faisselles dans 2 bols et ajoutez le miel.

3 Faites revenir les noix dans une poêle chauffée à sec. Parsemez les faisselles de noix grillées.

REMPLACEZ LE MIEL ET LES NOIX PAR UN COULIS DE FRUITS. MIXEZ 300 G DE FRUITS AVEC 1 C. À S. DE MIEL ET VERSEZ SUR LES FAISSELLES.

EN VERSION SALÉE, MIXEZ 1 BELLE POIGNÉE DE FEUILLES DE BASILIC AVEC 2 C. À S. D'HUILE D'OLIVE ET 1 PINCÉE DE SEL ET VERSEZ SUR LES FAISSELLES.

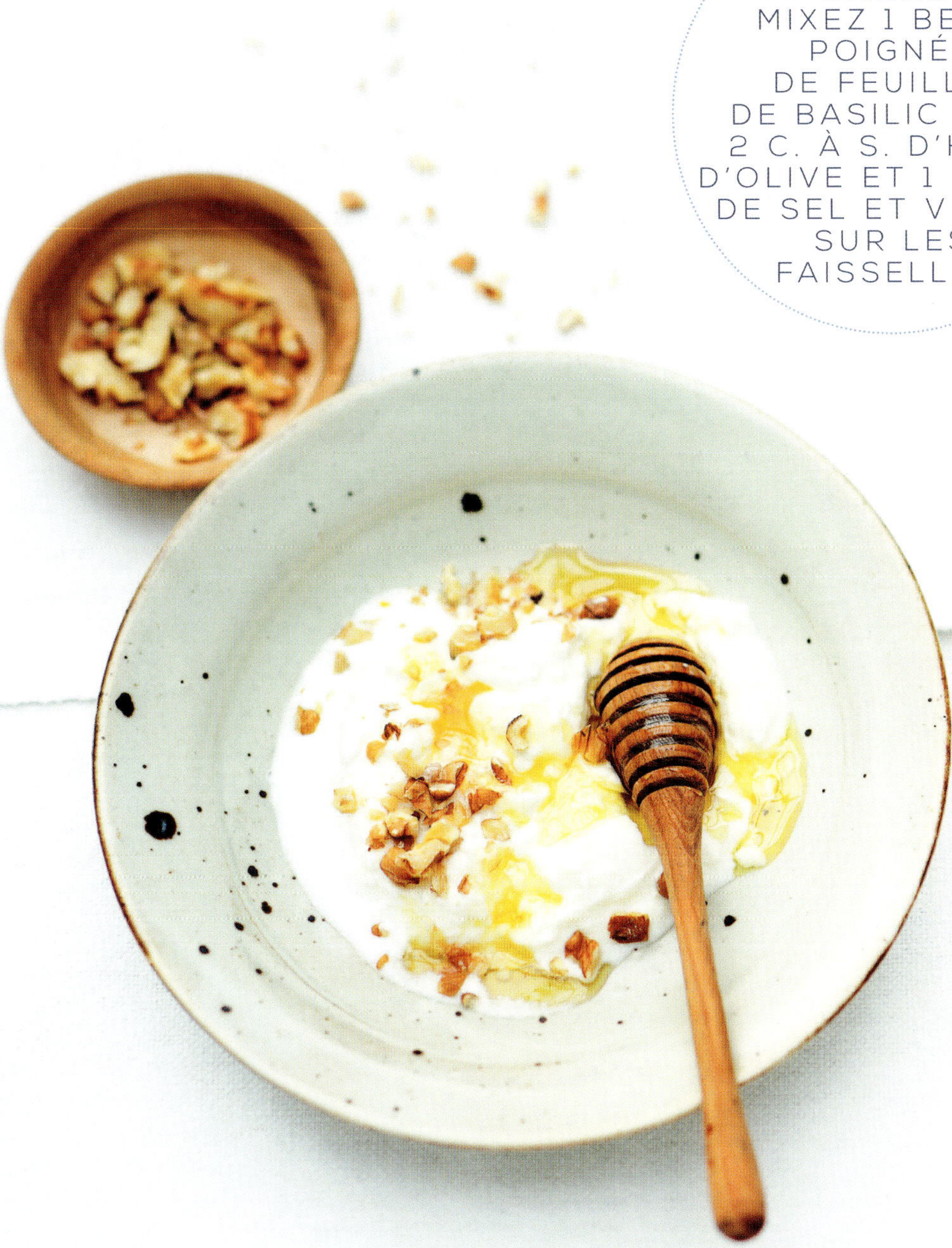

GRANOLA MAISON AUX AMANDES ET MIEL DE FLEURS DE CRÈTE

PRÉPARATION 10 MIN • **CUISSON** 35 MIN • **POUR** 1 BOCAL

INGRÉDIENTS

Flocons d'avoine complète .... 250 g
Flocons de petit épeautre .... 250 g
Amandes .... 60 g
Noisettes .... 60 g
Graines de chia .... 2 c. à s.
Mélange de graines (tournesol, courge, lin, sésame) .... 2 c. à s.
Miel de fleurs de Crète .... 90 g
Huile d'olive fruitée .... 4 cl
Vanille en grains ....1 pointe de couteau
Blancs d'œufs légèrement battus en mousse 2
Sel .... 1 pincée

1. Préchauffez le four à 150 °C (th. 5). Garnissez de papier sulfurisé une plaque à four.
2. Versez dans un grand saladier les flocons d'avoine et de petit épeautre, ajoutez tous les ingrédients secs. Mélangez bien.
3. Faites fondre le miel dans une casserole avec l'huile d'olive, la vanille et le sel. Versez sur le mélange dans le saladier et mélangez bien. Incorporez les blancs battus en mousse et mélangez à nouveau.
4. Étalez la préparation sur la plaque à four, puis enfournez pour 20 min de cuisson. Sortez du four, mélangez et enfournez à nouveau pour 10 à 15 min de cuisson. Laissez refroidir.
5. Gardez au sec dans un bocal hermétique. Dégustez avec du lait de brebis ou de chèvre, un jus d'orange ou un yaourt.

VOUS POUVEZ AJOUTER DES POMMES SÉCHÉES, DES ZESTES D'ORANGE, DE LA NOIX DE COCO SÉCHÉE, DES PÉPITES DE CHOCOLAT EXTRA-NOIR OU PERSONNALISER À VOTRE GOÛT.

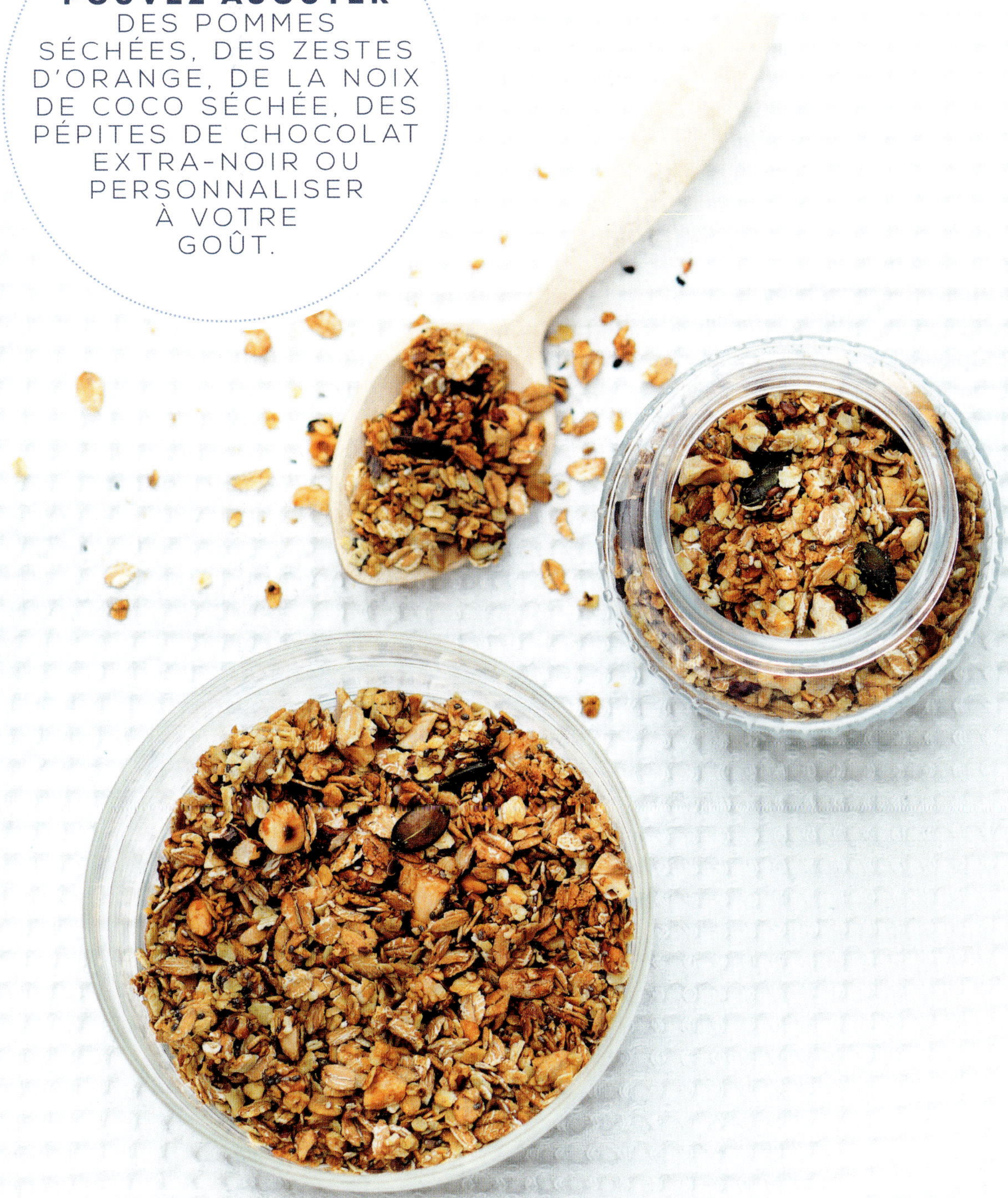

ZOOM SUR LES **CÉRÉALES AUX GRAINS ENTIERS** ET LE **PETIT ÉPEAUTRE**

Les céréales complètes ont de nombreuses vertus pour votre santé. Elles sont largement privilégiées par les Crétois en complément de la consommation de légumineuses. Le pain est également très présent dans les repas crétois, mais à base de farine complète. Mais savez-vous ce que sont les céréales complètes et ce qu'elles vous apportent ?

QU'EST-CE QU'UNE CÉRÉALE COMPLÈTE ?

Une céréale complète est une céréale dont on a **gardé tous les composants : le corps du grain (le germe) et l'enveloppe du grain (le son).** Les céréales raffinées sont les céréales dont on a ôté l'enveloppe. Pourtant, c'est dans l'enveloppe qu'on retrouve tous les nutriments (antioxydants, fer, zinc, cuivre, magnésium, vitamine B et vitamine E) et les fibres.

QUELS SONT LES ATOUTS NUTRITIONNELS **DES CÉRÉALES AUX GRAINS ENTIERS ?**

› Riches en fibres

Les fibres contribuent à accélérer le transit intestinal et participent au bon fonctionnement de votre intestin. Elles permettent aussi de réduire la sensation de faim, car elles ralentissent la digestion. Ainsi la satiété est prolongée et cela vous évite de grignoter entre les repas.

Il est recommandé de consommer entre 25 et 30 g de fibres par jour.

› Riches en nutriments

Les céréales complètes contiennent de la **vitamine E**, reconnue pour ses propriétés antioxydantes.

Elles sont riches en **vitamines du groupe B**, excellentes pour la peau, les muscles et le cerveau.

Elles contiennent du **sélénium** et du **zinc**, qui boostent les défenses immunitaires.

Elles sont riches en **magnésium**, essentiel pour le bon fonctionnement nerveux et musculaire, mais aussi un bon anti-stress.

Elles contiennent également du **fer** pour vous aider à combattre la fatigue.

› Riches en protéines

Leur **pauvreté en lysine** (acide aminé essentiel) est facilement **compensée** par la consommation de **légumineuses riches en acides aminés soufrés** (cystéine, méthionine).

› Index glycémique bas

Leur index glycémique bas permet aux céréales complètes d'être assimilées plus lentement par l'organisme. Très **intéressant pour la glycémie** et pour éviter les fringales.

QUELLES SONT LES CÉRÉALES À GRAINS ENTIERS ?

L'avoine, l'épeautre (riche en fibres, il est recommandé pour l'absorption des toxines du corps et contient environ 12 % de protéines), le kamut, le millet, l'orge mondé, le riz, le seigle.

À **QUELLE FRÉQUENCE** ?

Les Crétois consomment des céréales complètes **à chaque repas**.

ET **LE PETIT ÉPEAUTRE** DANS TOUT ÇA ?

Le petit épeautre est une céréale à coque, il faut la décortiquer pour la consommer. C'est un grain tendre qui peut être consommé comme du riz.

Très digeste, il se distingue des autres céréales par sa richesse et sa qualité de protéines, ainsi que sa faible teneur en gluten. Riche en fibres, il aide à favoriser un bon transit.

Le petit épeautre contient…

› Du magnésium

Propriétés sédatives et anti-stress.

› Du calcium

100 g de petit épeautre contiennent autant de calcium que 2 verres de lait.

› Des protéines

Les 8 acides aminés essentiels, que notre corps ne sait pas synthétiser seul : tryptophane, méthionine, phénylalanine, thréonine, valine, leucine, isoleucine, lysine. Les protéines sont donc complètes.

› Des fibres

Elles favorisent la satiété et une bonne digestibilité.

› Des vitamines du groupe B

Elles assurent un bon fonctionnement du système nerveux, régulent le taux de cholestérol.

› Du fer et du zinc

Deux antioxydants puissants pour lutter contre le vieillissement cellulaire.

› Des caroténoïdes

Substances antioxydantes (à l'origine de la couleur jaune orangé).

FLOCONS D'AVOINE AU LAIT DE BREBIS, MIEL ET AMANDES

PRÉPARATION 5 MIN • **CUISSON** 15 MIN • **POUR** 2 PERSONNES

INGRÉDIENTS

Lait de brebis .... 60 cl
Flocons d'avoine .... 80 g
Miel liquide .... 3 c. à s.
Amandes 8

1 Portez le lait de brebis à frémissement. Versez les flocons d'avoine en pluie, mélangez et laissez cuire à feu doux pendant 10 min.

2 Quand les flocons sont cuits et légèrement gluants, versez le miel.

3 Faites revenir les amandes dans une poêle à sec pendant 2 min. Concassez-les grossièrement et ajoutez-les sur le porridge. Dégustez tiède.

PARFUMEZ LE PORRIDGE AVEC UNE POINTE DE VANILLE EN GRAINS OU DE CANNELLE.

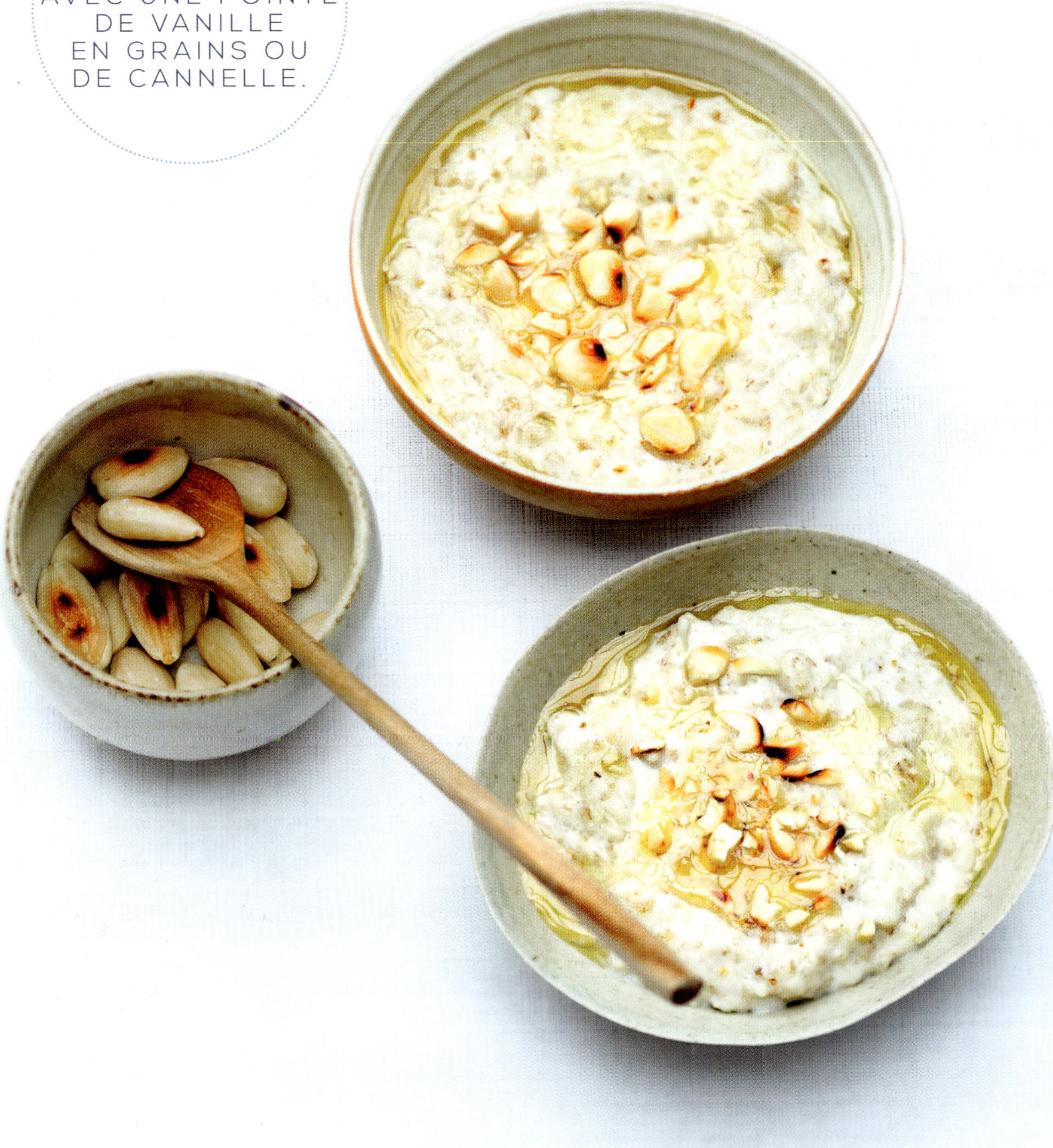

FAVA AU LAIT DE CHÈVRE ET MIEL DE BRUYÈRE

PRÉPARATION 10 MIN • **CUISSON** 45 MIN • **POUR** 2 PERSONNES

INGRÉDIENTS

Fava (pois cassés jaunes)............200 g

Lait de chèvre..60 cl

Miel de bruyère..........................2-3 c. à s.

Gousse de vanille 1

1 Lavez les pois cassés jaunes plusieurs fois sous l'eau claire. Mettez-les dans une casserole. Versez 60 cl d'eau et 60 cl de lait de chèvre. Fendez la gousse de vanille en deux et déposez-la avec les pois cassés. Faites cuire à petits bouillons pendant 45 min. Écumez si nécessaire et ajoutez du lait si la préparation colle.

2 Quand les pois se réduisent en purée, ajoutez le miel à votre goût. Mixez et rajoutez du lait si nécessaire. La consistance doit être veloutée et onctueuse. Dégustez tiède.

REMPLACEZ LE MIEL PAR DE LA CONFITURE D'ORANGES OU DE FIGUES GRECQUE !

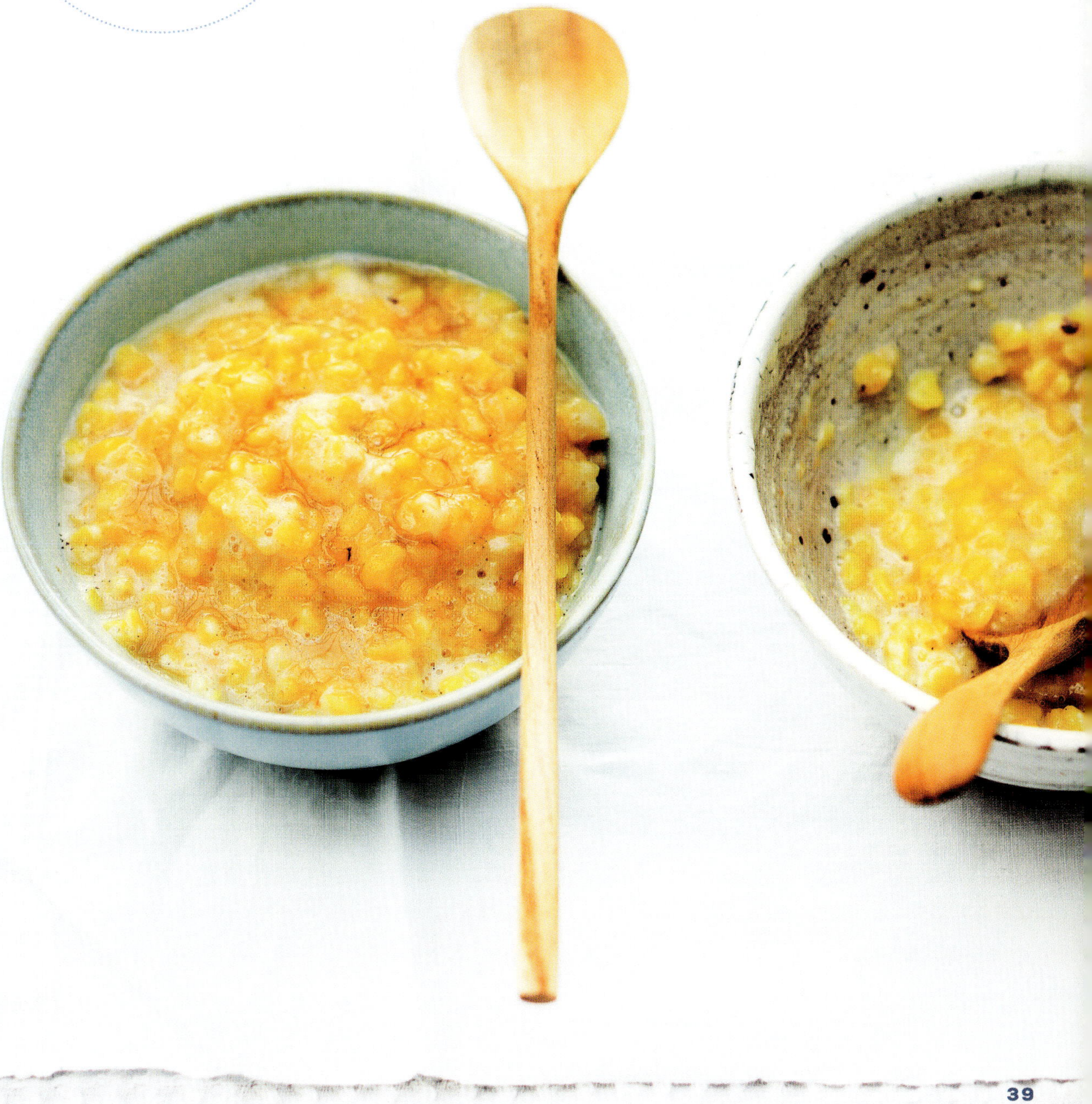

MILK-SHAKE BANANE ET MIEL, *DAKOS* À LA FARINE DE CAROUBE

PRÉPARATION 5 MIN • **POUR** 2 PERSONNES

INGRÉDIENTS

Lait de brebis froid .... 40 cl
Bananes 2
Miel .... 1 c. à s.
Dakos à la farine de caroube 4

1. Versez le lait dans un blender. Épluchez les bananes et ajoutez-les. Versez le miel.
2. Mixez 3 min et servez immédiatement.
3. Trempez les *dakos* à la farine de caroube dans le milk-shake et dégustez.

EN SAISON, REMPLACEZ LES BANANES PAR DES ABRICOTS OU DES PÊCHES.

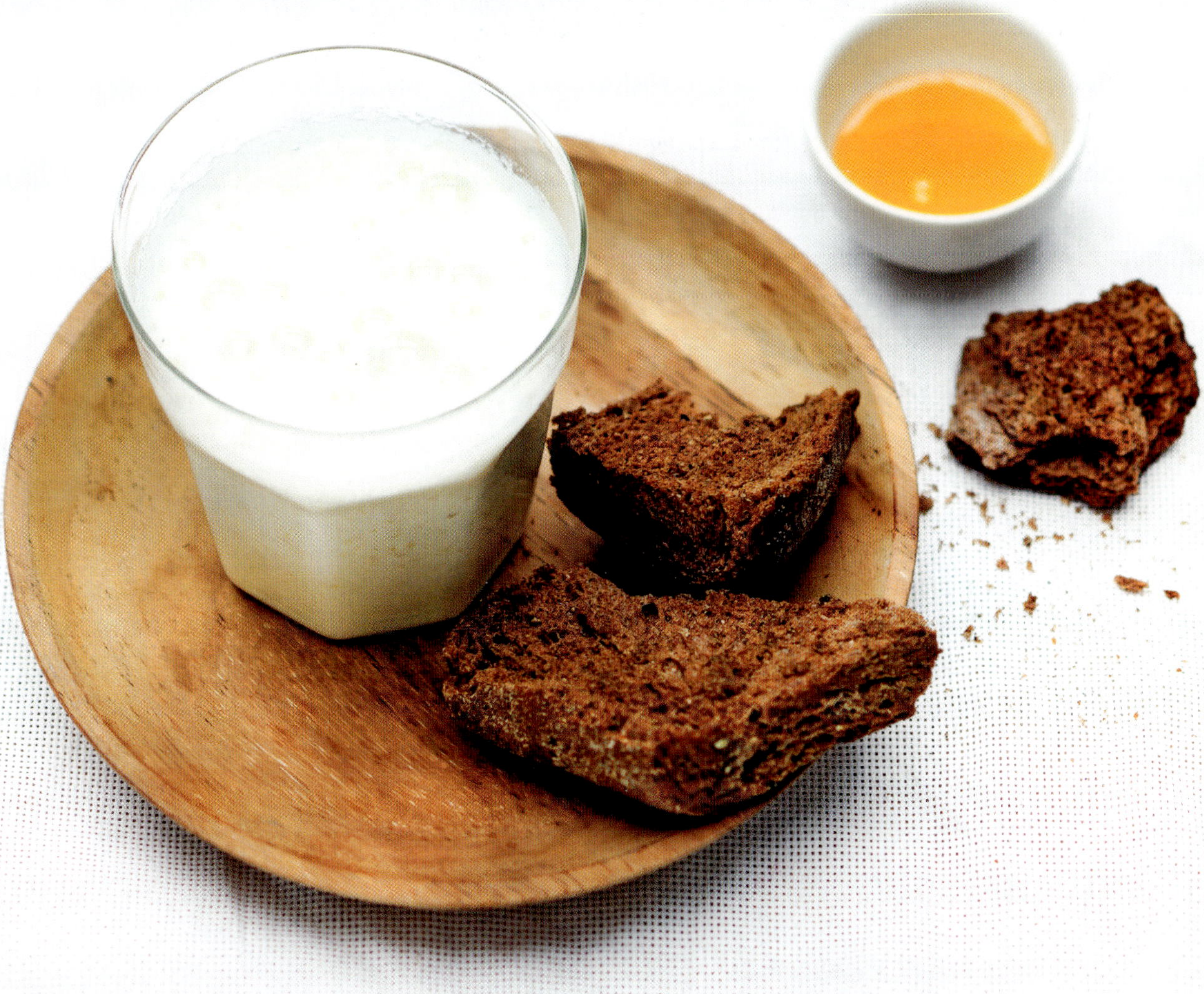

RESPECT DES CYCLES **SAISONNIERS**

Parmi les caractéristiques fondamentales de l'alimentation crétoise, on retrouve un respect de la saisonnalité dans le choix des produits. En effet, la préférence est donnée aux aliments de saison, frais et produits localement.
Pourquoi est-ce important ?

LES FRUITS ET LES LÉGUMES DE SAISON RÉPONDENT **À VOS BESOINS NUTRITIONNELS AU BON MOMENT**

La nature est bien faite ! Elle vous offre tout ce dont votre organisme a besoin au bon moment.

Par exemple : **en hiver, le froid et le manque de soleil augmentent vos besoins en nutriments et en vitamine C.** Et ça tombe bien puisque c'est la saison des légumes riches en minéraux comme les choux, les poireaux, les navets. C'est aussi la pleine saison des fruits riches en vitamine C comme les oranges, les clémentines, les kiwis.

En été, en revanche, les besoins en eau de votre organisme sont amplifiés. Le melon, la tomate et la courgette en sont gorgés.

PLUS DE **GOÛT** ET DE **QUALITÉ**

Respecter les cycles saisonniers, c'est aussi un **gage de qualité et de fraîcheur.** On ne va pas se mentir, les fruits et légumes de saison ont plus de goût !

Pourquoi ? Parce que les fruits et les légumes sont **cueillis à maturité.** Si vous laissez vos fruits et vos légumes mûrir de façon naturelle grâce au soleil et à la nature, les saveurs se développent davantage. Essayez les tomates en hiver, vous sentirez une nette différence comparée à une tomate en été ! D'ailleurs, les Crétois ne mangent jamais de tomates en hiver. Pour cela, ils font des conserves.

PLUS **D'ANTIOXYDANTS**

Rappelons ici que les antioxydants sont des **molécules qui protègent nos cellules des agressions extérieures**. Ils combattent le vieillissement des cellules et participent ainsi à la diminution des risques d'apparition de certaines maladies. **Les végétaux en produisent naturellement** pour se défendre de ces agressions, comme l'exposition au soleil. Plus ils sont riches en antioxydants, moins ils ont besoin de pesticides pour se défendre. Privilégier des fruits et des légumes de saison revient donc à faire le plein d'antioxydants.

MOINS DE PESTICIDES

Cela permet de réduire les pesticides et les produits de traitement post-récolte. **Hors saison, un fruit ou un légume cultivé sous serre aura davantage besoin de pesticides pour pousser** et pour compenser le manque de soleil et de nutriments du sol.

En saison, vous pourrez donc manger les fruits à l'état brut, avec la peau, là où vous retrouvez tous les nutriments et les antioxydants.

Et **attention**, lorsque les fruits et les légumes proviennent de pays lointains, les produits phytosanitaires n'ont pas la même réglementation !

BILAN CARBONE DIMINUÉ ET VALORISATION DE L'**AGRICULTURE LOCALE**

Les Crétois favorisent des fruits et des légumes de saison mais aussi locaux. Cela permet d'éviter le stockage et surtout les trop longs trajets. Le bilan carbone est diminué. Encourager la culture locale vous fera participer à l'économie locale.

VOICI **QUELQUES CONSEILS...**

- **Vivez au rythme des saisons** et consommez des fruits et des légumes de saison.
- **Privilégiez les légumes frais** plutôt que les conserves et les surgelés.
- **Achetez vos fruits et vos légumes chez un cultivateur** proche de chez vous et consommez-les rapidement, pour profiter pleinement des saveurs et des vitamines.
- Si vous souhaitez retrouver la saveur d'un fruit ou d'un légume d'été au cœur de l'hiver, **faites vos conserves vous-même**.

COMPOTE DE CLÉMENTINES ET *DAKOS* À L'ORGE, TAHIN ET MIEL

PRÉPARATION 10 MIN • **CUISSON** 30 MIN • **POUR** 2 PERSONNES

INGRÉDIENTS

Clémentines	450 g
Citron pressé	1
Sucre roux	300 g
Dakos à l'orge	2
Tahin nature	2 c. à s.
Miel	2 c. à c.

PARFUMEZ LA COMPOTE DE CLÉMENTINES AVEC UN BRIN DE THYM ET/OU DE ROMARIN, AVEC DE LA CANNELLE EN POUDRE OU ENCORE AVEC 2 C. À C. DE GINGEMBRE RÂPÉ.

1 Épluchez les clémentines en prenant soin de bien retirer toute la peau blanche très amère. Coupez les quartiers en deux.

2 Mettez les quartiers de clémentines dans une cocotte. Versez le jus de citron et le sucre. Couvrez d'eau. Portez à ébullition, baissez le feu et faites mijoter environ 30 min à feu doux. Mélangez de temps à autre.

3 Trempez rapidement les *dakos* dans de l'eau chaude pour les ramollir légèrement. Ajoutez le tahin et versez le miel. Dégustez avec la compote de clémentines.

LES DAKOS SONT DES PAINS À LA FARINE D'ORGE COMPLÈTE CUITE 2 FOIS. C'EST EN QUELQUE SORTE DE GROSSES BISCOTTES QUI SE DÉGUSTENT AVEC DU SALÉ OU DU SUCRÉ.

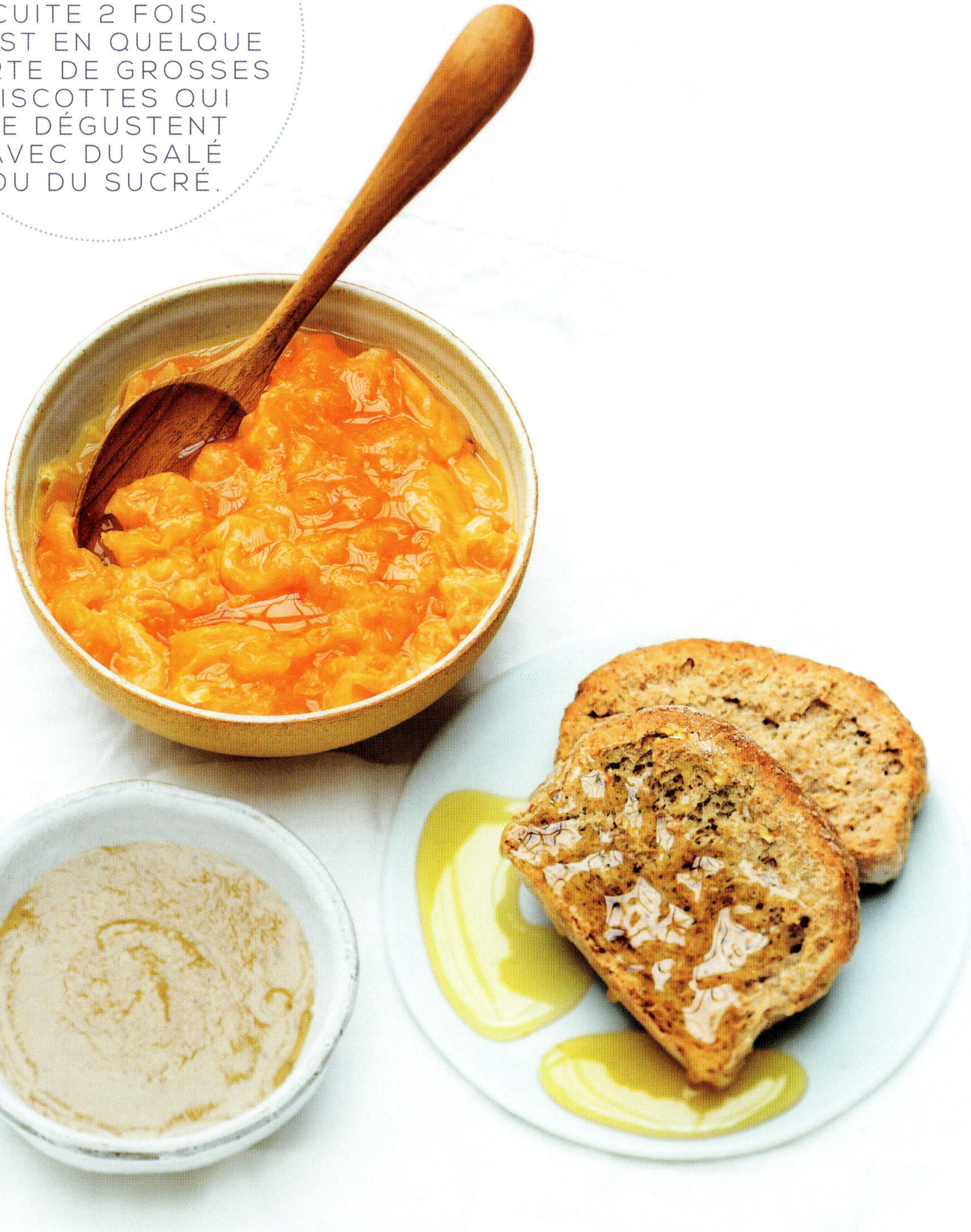

TOASTS DE *DAKOS* À L'AVOCAT ET À LA FETA

PRÉPARATION 10 MIN • **POUR** 2 PERSONNES

INGRÉDIENTS

Dakos à la farine de caroube 4
Petit avocat crétois lisse ....1 gros
Feta..1 bloc
Basilic ciselé....................................2 c. à s.
Rondelles d'oignon rouge 4
Olives... 4
Huile d'olive

1 Arrosez les *dakos* d'huile d'olive pour les ramollir. Épluchez l'avocat, enlevez le noyau et détaillez-le en fines lamelles. Coupez la feta en petits morceaux. Coupez les olives en rondelles ou en morceaux.

2 Couvrez les *dakos* de tranches d'avocat. Parsemez de feta, ajoutez les rondelles d'oignon rouge, le basilic et les olives. Dégustez.

AJOUTEZ SELON VOTRE ENVIE QUELQUES CÂPRES.

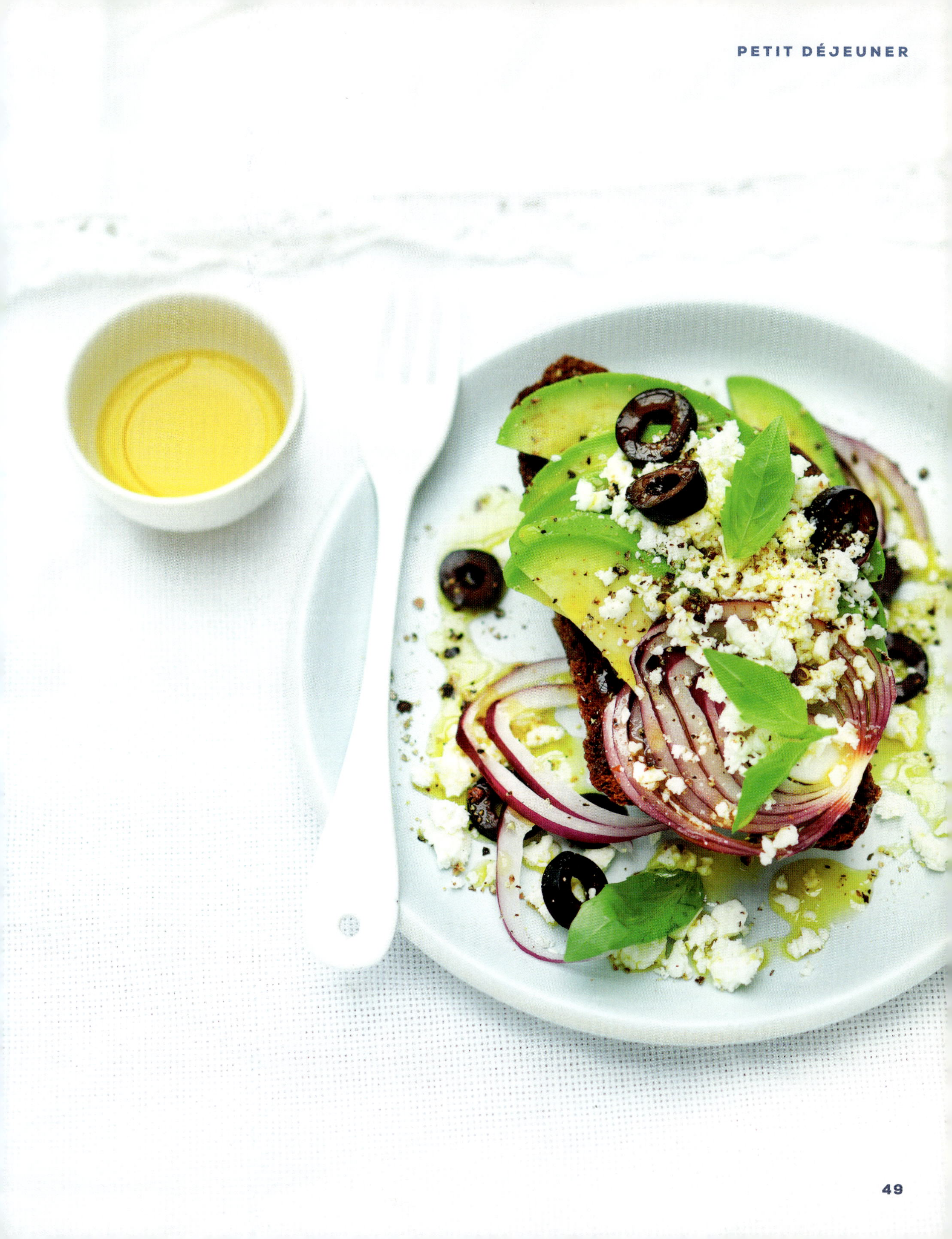

PAXIMADI, MYZITHRA, TAPENADE ET CÂPRES

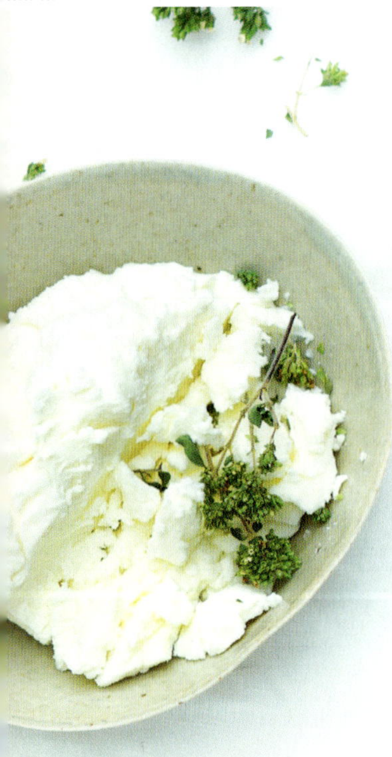

PRÉPARATION 10 MIN • **POUR** 2 PERSONNES

INGRÉDIENTS

Paximadi (biscottes à base d'orge)... 4
Olives noires dénoyautées............200 g
Gousse d'ail............1
Origan
Myzithra (fromage onctueux de chèvre ou de brebis, en épicerie grecque)............1 boule
Câpres............2 c. à s.
Piment fumé............4 pincées
Pousses de salade......1 petite poignée
Huile d'olive
Sel............1 pincée

1 Arrosez les *paximadi* d'huile d'olive.

2 Mettez les olives et l'ail épluché dans un mortier et réduisez en pâte avec un pilon. Versez petit à petit 2 c. à s. d'huile d'olive, salez légèrement en fonction des olives et ajoutez de l'origan selon vos goûts. Cessez de pilonner quand la préparation est presque lisse.

3 Coupez le *myzithra* en lamelles fines. Tartinez les *paximadi* de tapenade, ajoutez des lamelles de fromage, des câpres et 1 pincée de piment fumé ; parsemez de 2-3 pousses de salade. Dégustez.

POUR VARIER, AJOUTEZ DES CÂPRES ET/OU DES ANCHOIS DANS LA TAPENADE. RÉALISEZ SINON LA TAPENADE AVEC DES OLIVES VERTES.

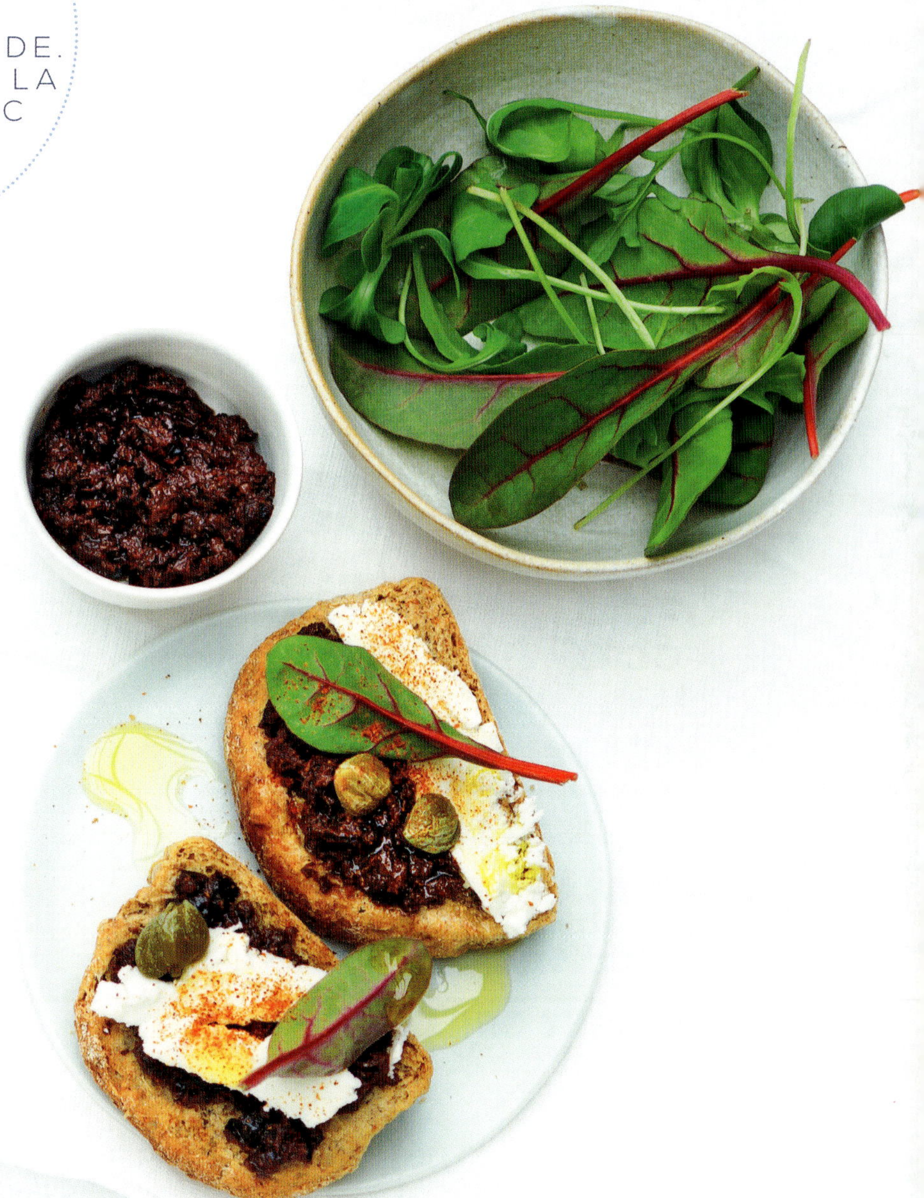

LE DÉJEUNER CRÉTOIS : ÉNERGÉTIQUE, COMPLET ET ÉQUILIBRÉ !

Le déjeuner crétois est un repas important qui représente environ 40 % de l'énergie de la journée. Il doit apporter suffisamment d'énergie pour finir la journée et être bien équilibré pour vous fournir les vitamines et minéraux essentiels !

Les Crétois passent à table ! Ils prennent le temps de manger. Ils font un repas complet avec une entrée, un plat et un fruit en dessert.

LES POINTS CLÉS DU DÉJEUNER CRÉTOIS

- Une **entrée de crudités** pour leurs apports en vitamines, en minéraux, en eau et fibres.
- Une **source de protéines :** viande, poisson, œufs ou légumineuse, pour leur intérêt dans l'entretien de nos cellules.
- Un **produit céréalier** pour son apport en énergie par le biais des glucides complexes, ainsi que son apport en fibres et en minéraux.
- Un **légume cuit** pour son apport en eau, en minéraux et en vitamines.
- Une **boisson** pour son apport hydrique.
- Un **produit laitier** au lait de brebis ou de chèvre pour son apport en calcium, en vitamine D et en protéines.
- Une **matière grasse** pour son apport en acides gras essentiels.
- Éventuellement un **verre de vin rouge** pour ses polyphénols.
- Le dessert est presque toujours **un fruit**.

QUELLES SONT LES ERREURS FRÉQUENTES **QUE VOUS COMMETTEZ AU DÉJEUNER ?**

- Vous **sautez le repas** parce que vous avez trop de travail !
- Vous **achetez un sandwich** et vous le mangez devant votre écran d'ordinateur pour gagner du temps !
- Vous consommez de la ***junk food*** !
- Vous prenez un **repas trop léger**.
- Vous mangez au restaurant et consommez des **plats trop riches en graisses et en sucres**.
- Vous **mangez trop vite**.

QUELLES SONT LES CONSÉQUENCES ?

- Après un repas trop riche, vous risquez d'avoir **envie de dormir**.
- Après avoir sauté un repas, ou avoir mangé trop léger, vous risquez de **manquer d'énergie et d'avoir des fringales**.
- Si vous mangez devant votre écran d'ordinateur, vous risquez de ne **pas être rassasié** car votre cerveau n'enregistre pas ce que vous avez mangé !
- Avec la *junk food*, vous risquez d'être en **carence de vitamines et de minéraux** et de **prendre du poids.**
- Si vous mangez trop vite, vous risquez l'**inconfort digestif**, les **ballonnements** et d'avoir vite faim.

CONSEILS

Prenez le temps de manger, votre cerveau envoie des signaux de satiété à partir de 20 minutes minimum… Il est important de commencer la digestion dans la bouche !

Installez-vous au calme et asseyez-vous pour manger. Cela favorise la digestion.

EXEMPLE DE DÉJEUNER ÉQUILIBRÉ

- Purée de yaourt et de concombres à l'huile d'olive (tzatziki).
- Agneau cuit avec persil, feta, pommes de terre et tomates *(kleftiko).*
- Fromage cuit de brebis *(kasseri).*
- Fruit frais (figue, abricot, raisin…).
- Pain complet et huile d'olive.
- Facultatif : un verre de vin rouge.

SALADE GRECQUE CLASSIQUE (*HORIATIKI*)

PRÉPARATION 10 MIN • **POUR** 2 PERSONNES

INGRÉDIENTS

Tomates 5
Petits concombres 2
Oignon rouge 1
Olives noires .... 3 c. à s.
Feta .... 1 bloc
Origan .... 1 c. à s.
Huile d'olive

1 Lavez et coupez les tomates en quartiers. Lavez et coupez les concombres en rondelles. Mettez le tout dans un saladier, mélangez.

2 Épluchez l'oignon et coupez-le en lamelles. Ajoutez-les, ainsi que les olives noires. Coupez la feta en cubes. Mettez-la dans le saladier, mélangez.

3 Arrosez d'un bon filet d'huile d'olive et parsemez d'origan.

POUR VARIER, AJOUTEZ DES LAMELLES DE POIVRONS ET REMPLACEZ L'ORIGAN PAR DU BASILIC.

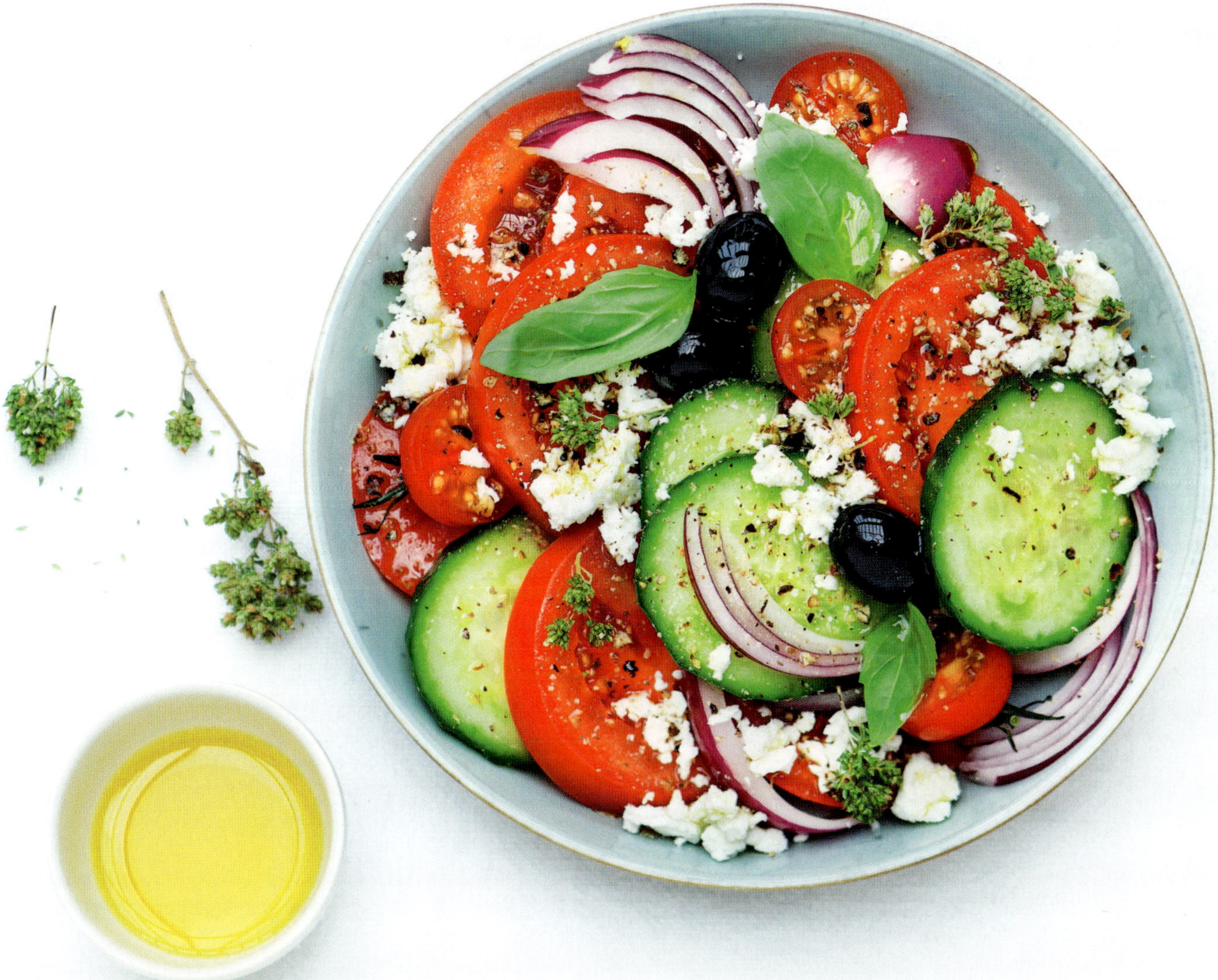

SALADE DE PÂTES AUX ÉPINARDS

PRÉPARATION 10 MIN • **CUISSON** 12 MIN + 35 MIN • **POUR** 6 PERSONNES

INGRÉDIENTS

Pâtes aux épinards.......1 paquet (400 g)

Pois chiches.......80 g

Feta.......200 g

Pousses d'épinards.......300 g

Menthe fraîche ciselée.......1 c. à s.

Basilic ciselé.......2 c. à s.

Persil frais ciselé.......1 c. à s.

Olives noires dénoyautées.......1 belle poignée

Paprika fumé.......1 belle pincée

Huile d'olive

Sel

Poivre

1 Faites cuire les pâtes dans 4 l d'eau bouillante salée pendant 12 min. Égouttez et versez de l'huile d'olive pour éviter qu'elles ne collent. Versez dans un saladier et laissez refroidir.

2 Préchauffez le four à 200 °C (th. 6-7). Égouttez et séchez les pois chiches. Déposez-les dans un plat à four, arrosez d'huile d'olive et saupoudrez de paprika fumé. Mélangez et enfournez pour 30 à 35 min de cuisson en remuant de temps à autre.

3 Coupez la feta en cubes. Quand les pâtes sont tièdes, ajoutez les pousses d'épinards, les herbes ciselées, la feta, les olives et les pois chiches. Mélangez bien et ajoutez un peu d'huile d'olive. Goûtez, salez et poivrez selon vos goûts. Servez bien froid.

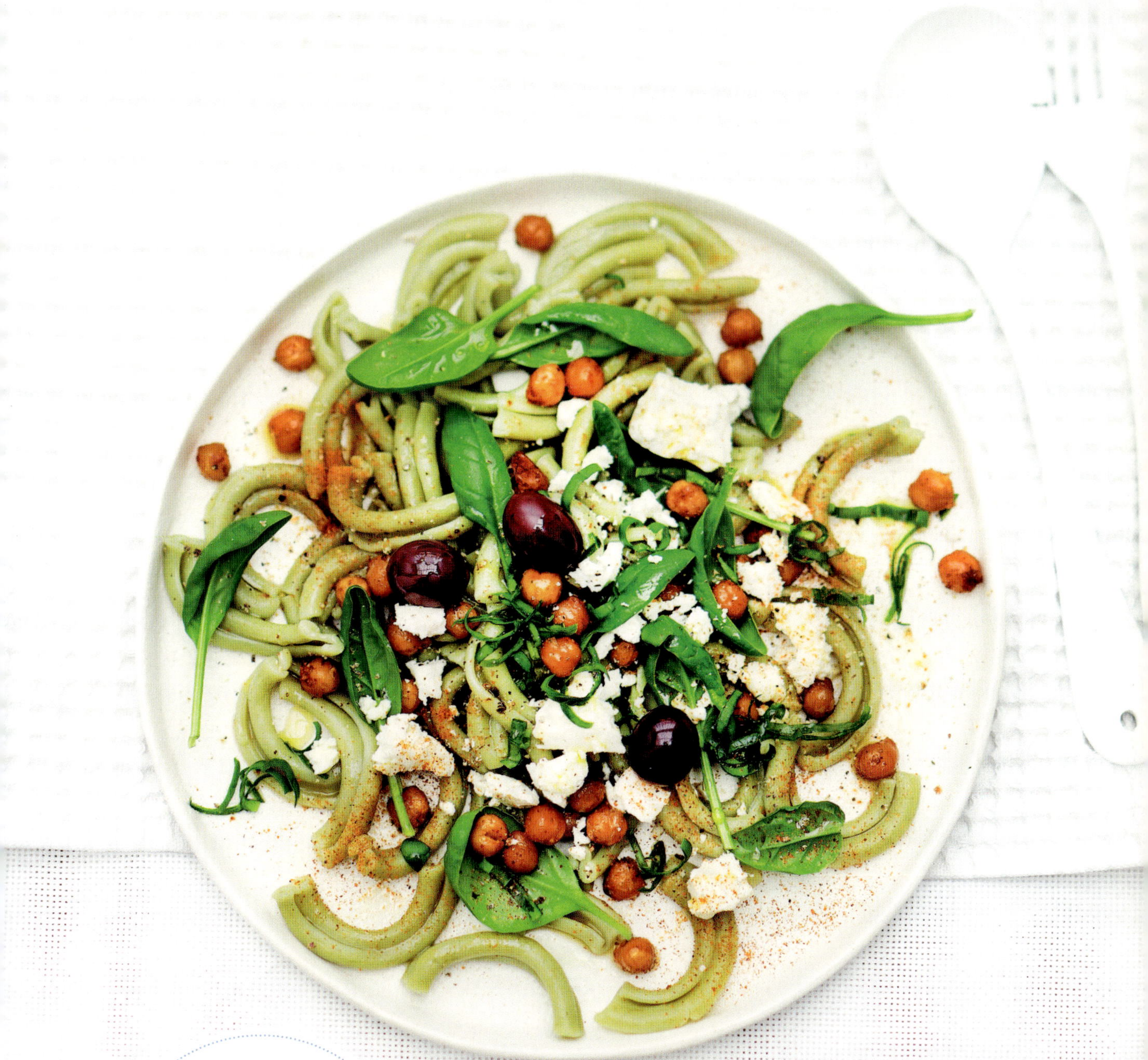

VOUS POUVEZ AJOUTER DES OIGNONS ROUGES CISELÉS, DE L'ORIGAN ET DES CÂPRES.

SALADE DE POULPE À L'HUILE D'OLIVE, CITRON, PAPRIKA FUMÉ, AIL ET PERSIL

PRÉPARATION 10 MIN • **CUISSON** 1 H 20 • **POUR** 4 PERSONNES

INGRÉDIENTS

Poulpe préparé par le poissonnier (vidé et nettoyé)........1 (env. 1,4 kg)
Laurier........2 feuilles
Thym........5 brins
Citron pressé........1
Huile d'olive
Paprika fumé........1 pincée
Persil ciselé........4 c. à s.
Sel
Poivre

1 Déposez le poulpe dans un faitout, ajoutez les feuilles de laurier et les brins de thym, couvrez d'eau. Portez à petits bouillons, couvrez et laissez mijoter pendant 1 h 20 à feu doux. Laissez le poulpe refroidir dans le faitout.

2 Passez-le sous l'eau claire et retirez en grattant avec une brosse ou un couteau les parties gluantes, la peau et les ventouses. Tout cela se détache sans problème. Déposez le poulpe sur une planche, coupez la tête en deux et découpez ensuite le tout en petits morceaux. Disposez dans un saladier.

3 Émulsionnez le jus de citron et l'huile d'olive. Ajoutez le paprika fumé, salez et poivrez. Versez sur le poulpe, mélangez bien. Goûtez et rectifiez l'assaisonnement si nécessaire. Ajoutez le persil et réservez au frais. Dégustez bien froid.

QUELQUES POUSSES DE SALADE, DES OLIVES OU DES CÂPRES IRONT BIEN AVEC CETTE SALADE.

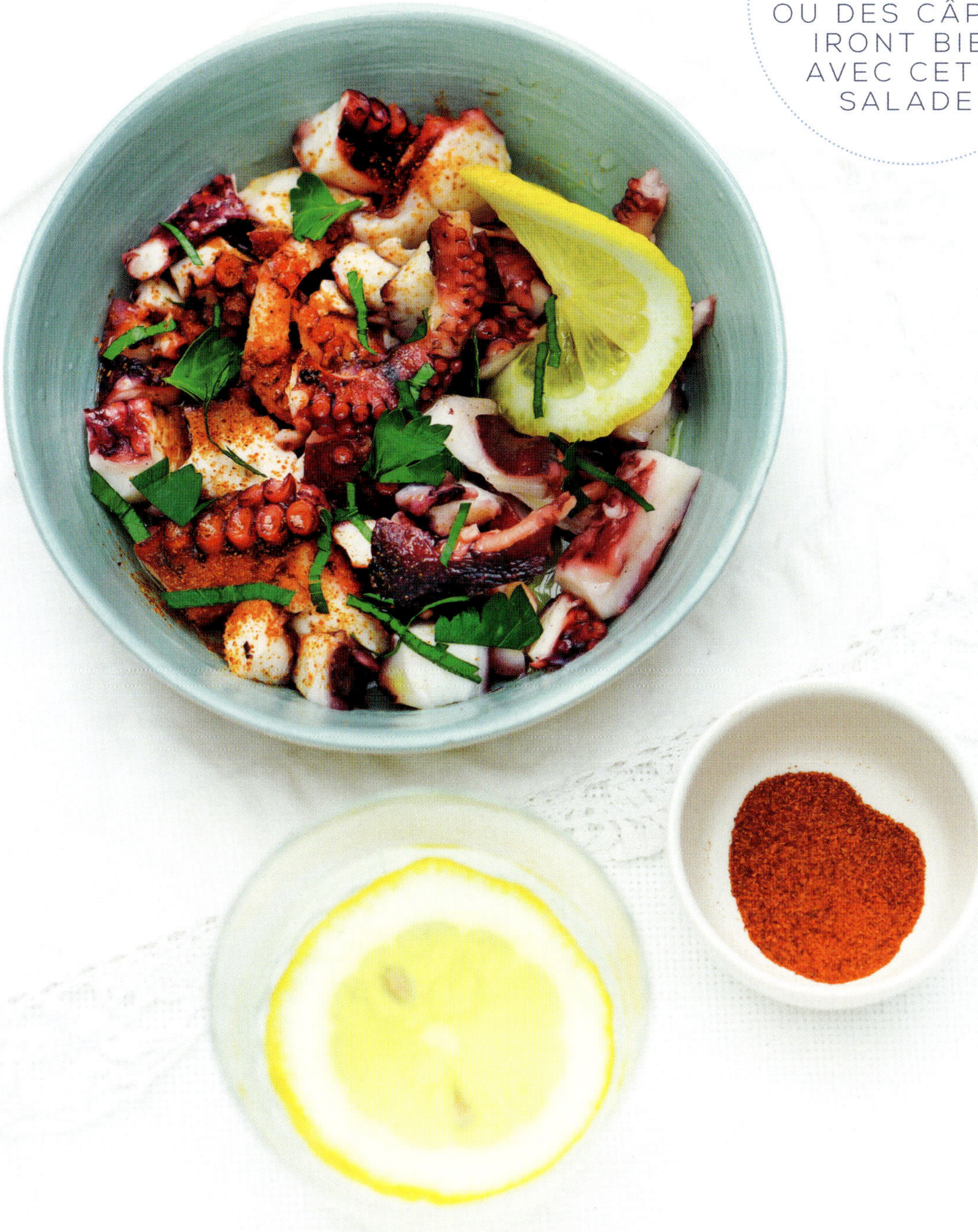

RÈGNE **VÉGÉTAL**

Selon l'OMS, il faudrait consommer au moins 400 g de fruits et de légumes par jour. En France, le Programme National Nutrition Santé (PNNS) a pour objectif d'améliorer l'état de santé général de la population en agissant sur la nutrition. Parmi les objectifs du PNNS, l'augmentation de la consommation de fruits et de légumes (au moins 5 portions par jour) pour apporter à votre organisme des fibres, de l'eau et des éléments nutritifs (vitamines, minéraux...).

LA **PLACE DES LÉGUMES** DANS LE RÉGIME CRÉTOIS

Dans le régime crétois, **chaque repas comporte au moins un légume et les légumes sont consommés sans modération**. C'est la domination des végétaux.

En effet, dans l'alimentation crétoise, nous retrouvons les légumes dans de nombreux plats chauds composés, ou à la base de sauces, ou encore comme ingrédients de salades composées. Ils sont **majoritairement consommés crus**. Mais qu'ils soient frais, surgelés ou en conserve, ils vous apportent divers éléments en quantité importante pour protéger votre santé et rester en forme !

Les fruits sont le principal dessert des Crétois. Ils sont riches en vitamines, en minéraux et en fibres.

QUELS SONT LES PRINCIPAUX LÉGUMES CONSOMMÉS PAR LES CRÉTOIS ?

Tomate, pourpier, oignon, ail, poivron, oseille, brocoli, carotte, concombre, aubergine, courgette.

POURQUOI MANGER DES FRUITS ET DES LÉGUMES ?

› **Apport en fibres** pour un bon fonctionnement du transit intestinal.

› **Apport en eau** pour une bonne hydratation, qui s'ajoute à l'eau que vous buvez.

› **Apport d'éléments nutritifs** pour un bon fonctionnement du corps, grâce aux **vitamines,** aux **minéraux,** aux **antioxydants et** aux **glucides.**

› Les fruits et légumes sont reconnus pour avoir un **rôle protecteur vis-à-vis de certaines maladies** comme les cancers, le diabète, les maladies cardiovasculaires.

› Maîtrise du poids par leur **faible apport calorique**, grâce à leur richesse en eau.

LES PRINCIPALES VITAMINES QUE VOUS RETROUVEZ **DANS LES FRUITS ET LÉGUMES SONT :**

› **Vitamine C :** en hiver les agrumes, les kiwis et les choux ; en été les fruits rouges, les tomates, les poivrons, les radis, la salade verte et le pourpier.

› **Bêta carotène :** les végétaux de couleur orangée, rouge ou jaune (carottes, potiron, abricot, melon, poivron rouge, tomates) et également épinards et cresson.

› **Folates (vitamine B9) :** légumes verts (épinards, mâche, poireaux, petits pois, salade verte, haricots verts, asperges) et fruits (orange, melon, fruits rouges, bananes).

EN PRATIQUE, COMMENT **BIEN LES CONSOMMER ?**

L'avantage des fruits et des légumes, c'est qu'ils peuvent être consommés **crus, cuits ou préparés.**

Attention, toutefois, **la cuisson réduit l'apport en vitamines.** Ainsi, pour les préserver, privilégiez les modes de cuisson qui nécessitent **peu d'eau (vapeur, braisée, étouffée).**

Les légumes peuvent être cuits de différentes façons :

› **à la poêle,** avec un peu d'huile ;
› **à la vapeur,** à l'eau, avec une pincée de sel.

Pour agrémenter vos plats et éviter de mettre trop de sel, il suffit d'ajouter des épices et des herbes aromatiques. Les Crétois en utilisent systématiquement.

PETIT ZOOM SUR 2 LÉGUMES PARTICULIERS

L'ail est une plante d'un **intérêt nutritionnel important** dans le régime crétois. Riche en vitamine C, il aurait des **effets cardioprotecteurs, hypotenseurs et hypocholestérolémiants.**

L'ail est une des rares plantes qui contient du **sélénium**, un oligoélément que l'organisme utilise comme **antioxydant** pour combattre les radicaux libres, ces molécules néfastes pour votre santé. L'ail a également un rôle **anti-inflammatoire**.

Consommez-en régulièrement pour prévenir de nombreuses maladies, notamment cardiovasculaires.

L'oignon est un légume peu calorique. C'est **l'une des meilleures sources de sélénium** avec l'ail qui, **couplé à la vitamine E**, renforce son action antioxydante. Il tient un rôle important dans la prévention des affections cardiovasculaires, de certains cancers et du vieillissement prématuré. L'oignon frais est très riche en vitamines C E, et en carotènes, considérés comme les trois meilleurs antioxydants alimentaires.

SALADE D'AUBERGINES AUX CÂPRES, FROMAGE FRAIS DE BREBIS

PRÉPARATION 10 MIN • **CUISSON** 45 MIN • **REPOS** 2 H • **POUR** 4 PERSONNES

INGRÉDIENTS

Aubergines	5
Oignon	1
Gousse d'ail	1
Tomates	3
Citron pressé	½
Huile d'olive	
Grosses câpres	2 c. à s.
Fromage de brebis (type feta)	4 tranches
Basilic ciselé	2 c. à s.
Pita	
Sel	1 pincée
Poivre	

1 Préchauffez le four à 180 °C (th. 6). Lavez les aubergines, couvrez-les de papier aluminium et faites-les cuire 45 min au four. Laissez tiédir pour ne pas vous brûler. Coupez les aubergines en deux et prélevez la chair à l'aide d'une cuillère à soupe. Mettez la chair dans un saladier.

2 Épluchez et ciselez l'oignon et l'ail finement. Mettez-les dans le saladier. Passez les tomates sous l'eau bouillante, pelez-les et coupez-les en tout petits morceaux. Ajoutez-les dans le saladier. Versez le jus de citron et 3 c. à s. d'huile d'olive. Salez et poivrez. Mélangez bien et laissez reposer 2 h au frais.

3 Avant de servir la salade, ajoutez un filet d'huile d'olive et parsemez de grosses câpres. Ajoutez les tranches de fromage de brebis, le basilic ciselé et dégustez avec des pita.

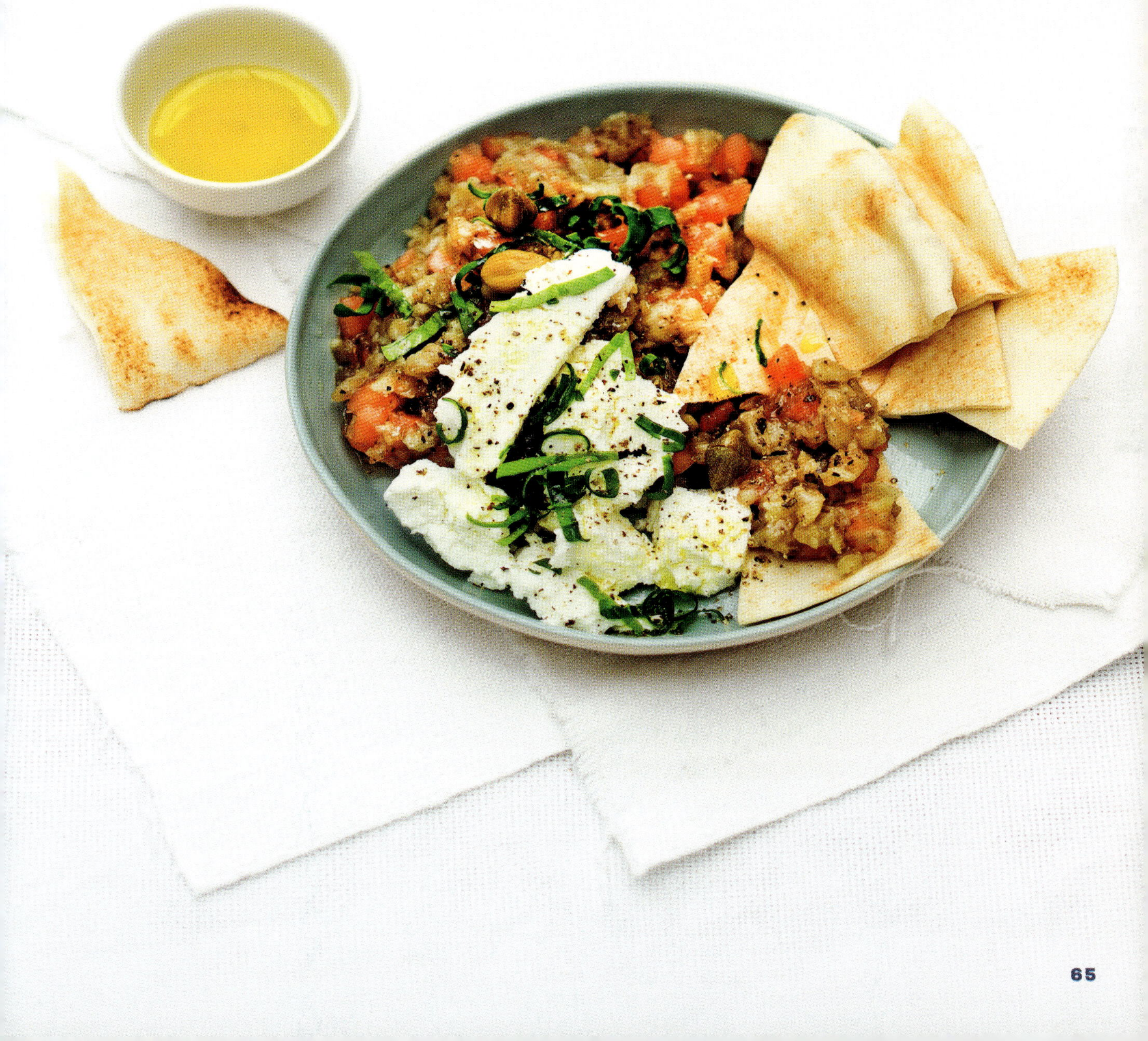

KRITHARAKI À L'ENCRE DE SEICHE ET POULPE GRILLÉ

PRÉPARATION 10 MIN • **CUISSON** 15 MIN • **POUR** 4 PERSONNES

INGRÉDIENTS

Kritharaki (pâtes en forme de grains de riz) à l'encre de seiche ..... 500 g
Poulpe cuit ..... 500 g
Gousses d'ail 2
Citron pressé 1
Huile d'olive
Sel
Poivre
Persil ciselé ..... 2 c. à s.

1 Faites cuire les *kritharaki* selon les indications du sachet. Coupez le poulpe en petits morceaux. Épluchez et ciselez l'ail en petits morceaux.

2 Faites chauffer une poêle avec un filet d'huile d'olive et faites-y revenir l'ail pendant 1 min. Ajoutez ensuite les morceaux de poulpe et faites-les bien griller pendant 5 min en mélangeant régulièrement. Déglacez avec le jus de citron, salez et poivrez, ajoutez le persil.

3 Mettez les *kritharaki* dans un grand plat et ajoutez le poulpe grillé sur le dessus. Versez un filet d'huile d'olive et dégustez bien chaud.

VOUS POUVEZ AJOUTER UN COULIS DE TOMATES FRAÎCHES DANS LE RIZ.

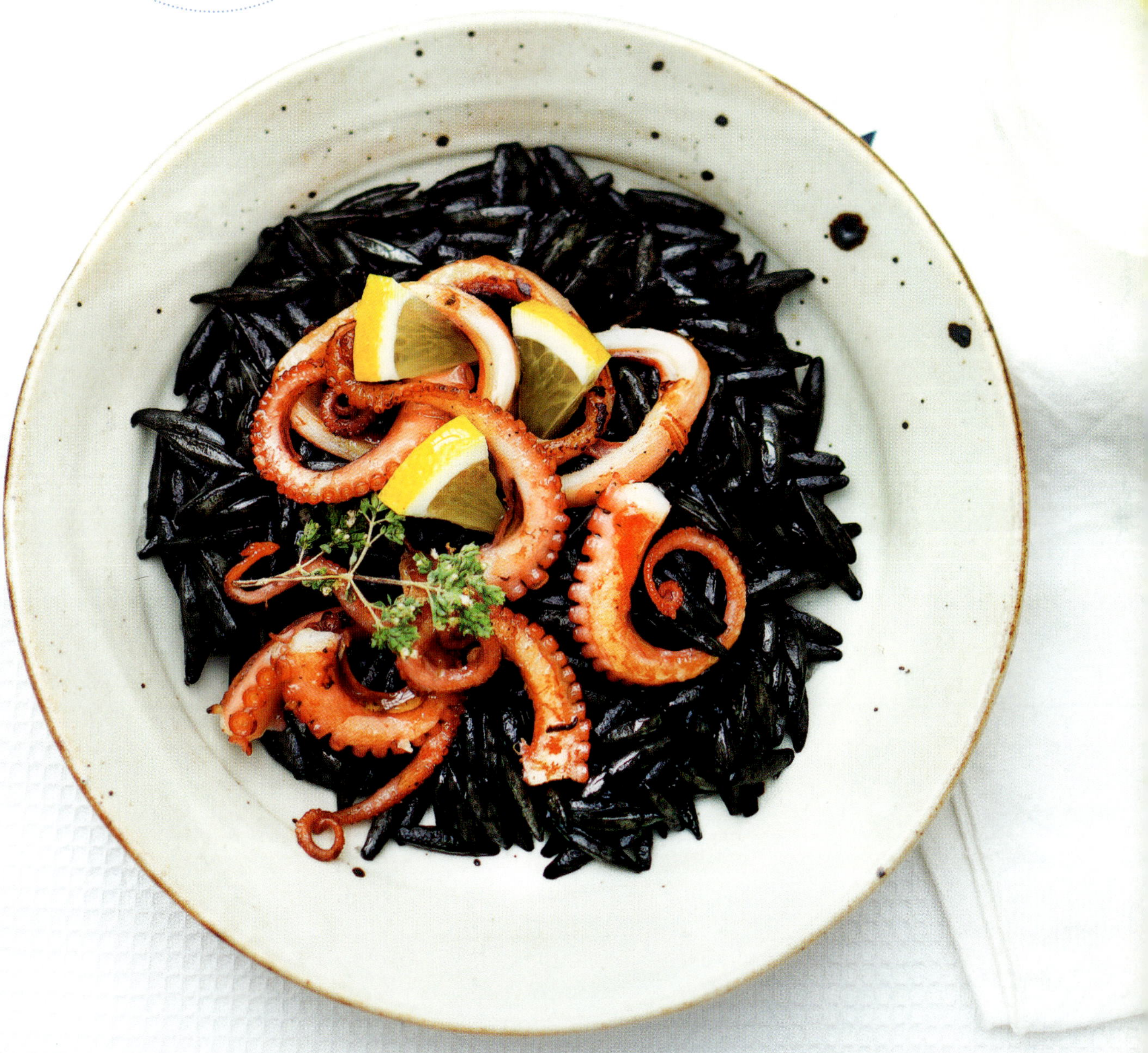

ROUGET GRILLÉ ET PURÉE DE POMMES DE TERRE À L'AIL

PRÉPARATION 20 MIN • **CUISSON** 35 MIN ENV. • **POUR** 2 PERSONNES

INGRÉDIENTS

Pommes de terre .... 500 g
Gousses d'ail 2
Persil ciselé finement .... 4 c. à s.
Jus de citron .... 2 c. à s.
Filets de rouget préparés par le poissonnier 4
Huile d'olive .... 2 filets
Citron en rondelles 1
Sel
Poivre

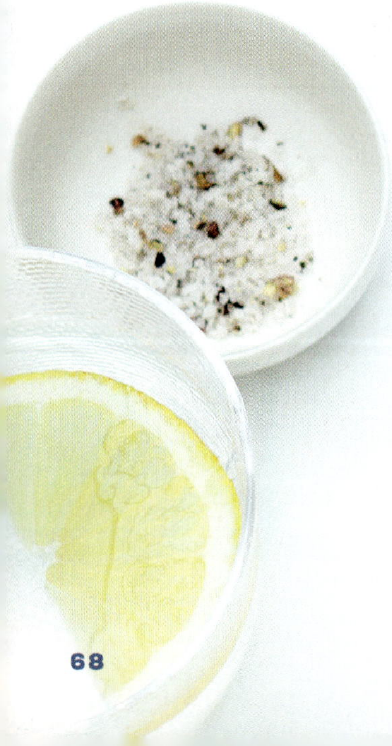

1 Faites cuire les pommes de terre à la vapeur pendant 20 à 25 min ou jusqu'à ce qu'elles soient bien tendres.

2 Préchauffez le four à 180 °C (th. 6). Déposez les filets de rouget dans un plat à four. Salez et poivrez. Ajoutez un filet d'huile d'olive et déposez quelques rondelles de citron sur les filets. Enfournez pour 10 à 12 min de cuisson.
Pendant ce temps, épluchez les pommes de terre et mettez-les dans un saladier. Écrasez-les avec un presse-purée. Épluchez les gousses d'ail puis écrasez-les à l'aide d'un pilon. Ajoutez l'ail et le persil dans la purée. Versez le jus de citron et un bon filet d'huile d'olive. Écrasez bien la préparation, elle doit être lisse et onctueuse. Salez et poivrez.

3 Dégustez avec la purée de pommes de terre à l'ail. Salez et poivrez selon vos goûts.

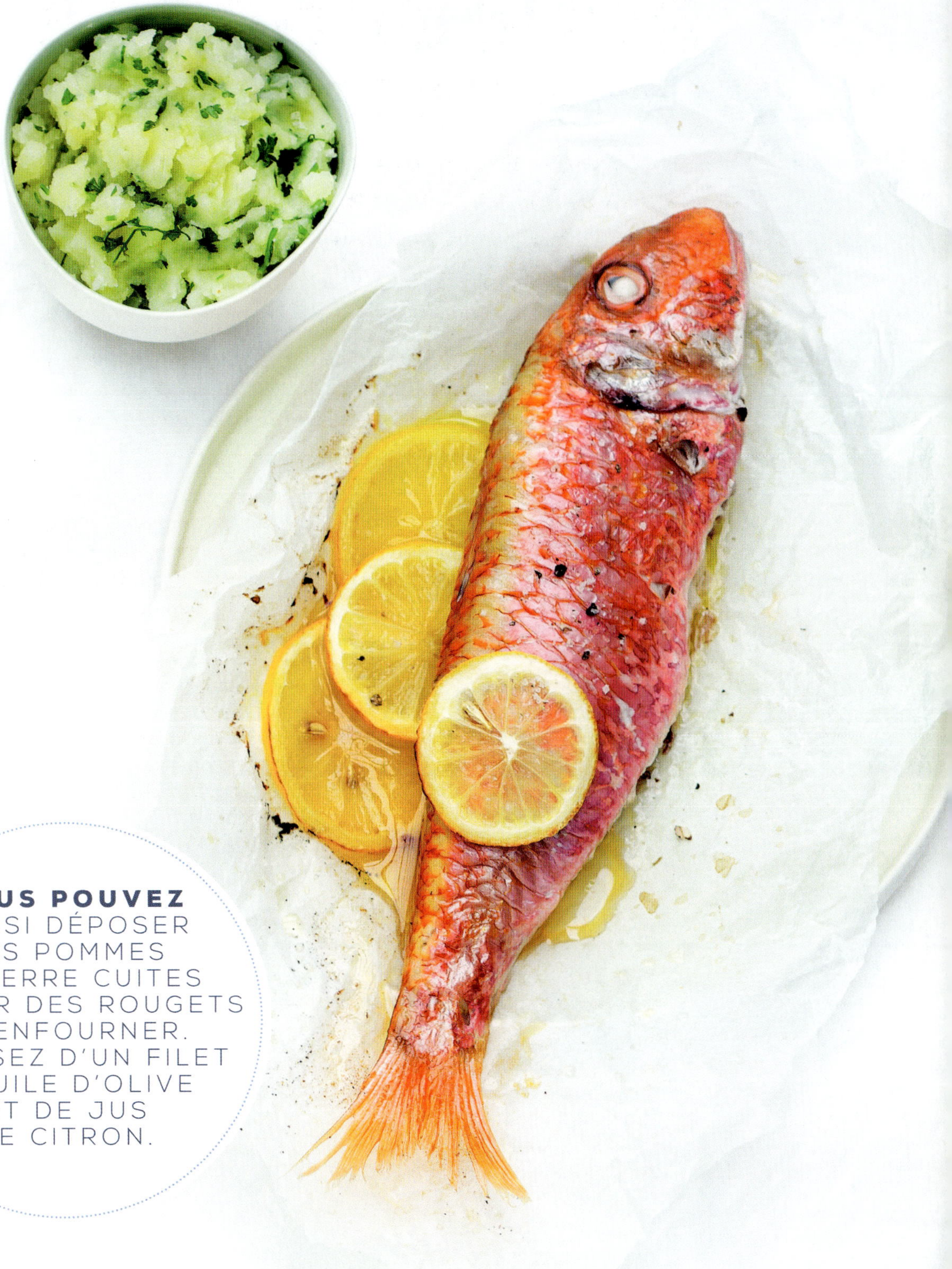

VOUS POUVEZ AUSSI DÉPOSER LES POMMES DE TERRE CUITES AUTOUR DES ROUGETS ET ENFOURNER. ARROSEZ D'UN FILET D'HUILE D'OLIVE ET DE JUS DE CITRON.

DAURADE AUX HERBES SUR LIT DE COURGETTES ET TOMATES

PRÉPARATION 10 MIN • **CUISSON** 20 À 25 MIN • **POUR** 4 PERSONNES

INGRÉDIENTS

Daurade vidée .... 1 (1,2 kg env.)
Fenouil .... 2 branches
Courgettes 5
Tomates 4
Oignon 1
Origan .... 2 c. à s.
Basilic ciselé .... 2 c. à s.
Citron en quartiers 1
Huile d'olive
Sel aux herbes
Poivre

AJOUTEZ DES OLIVES NOIRES ET DES CÂPRES.

1 Placez les branches de fenouil dans le ventre de la daurade. Lavez les courgettes et les tomates. Coupez les courgettes en rondelles fines à la mandoline et déposez-les sur la plaque à four. Coupez les tomates en rondelles fines et déposez-les sur les courgettes. Épluchez et hachez l'oignon finement. Parsemez les légumes d'oignon et d'origan. Ajoutez un léger filet d'huile d'olive, salez et poivrez.

2 Déposez la daurade au centre de la plaque sur les légumes. Versez un filet d'huile d'olive et enfournez pour 20 à 25 min de cuisson.

3 Ajoutez le basilic ciselé avant de servir. Proposez des quartiers de citron pour accompagner la daurade.

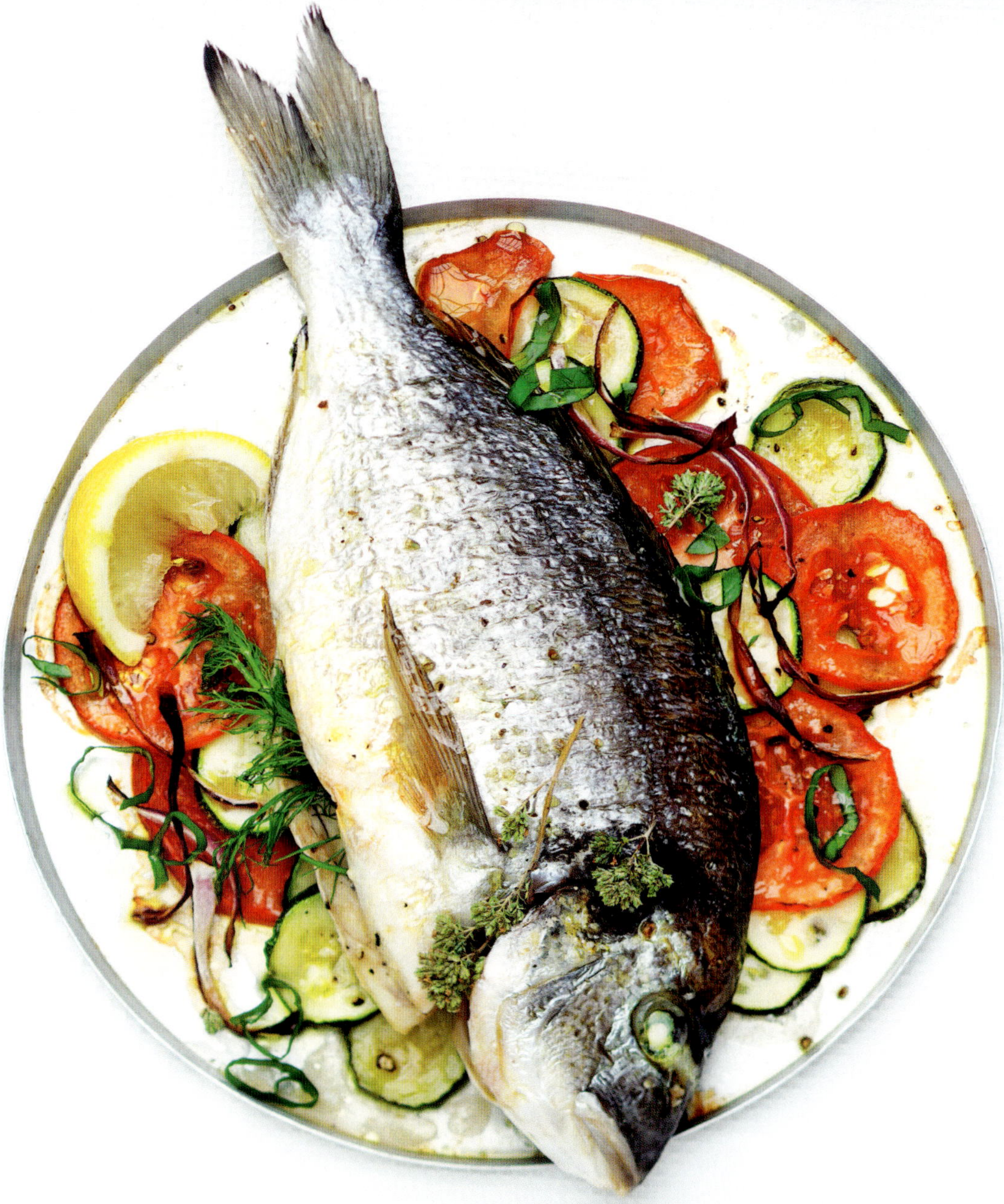

MÉROU AU FOUR, TOMATE, POIVRON ET HUILE D'OLIVE

PRÉPARATION 20 MIN • **CUISSON** 20 À 25 MIN • **POUR** 4 PERSONNES

INGRÉDIENTS

Mérou vidé (ou filets) ....1 (env. 1 kg)
Tomates 4
Poivrons rouges............ 2
Poivrons jaunes 2
Oignons rouges............ 2
Olives noires .... 2 c. à s.
Basilic............1 botte
Huile d'olive
Sel
Poivre

AJOUTEZ D'AUTRES LÉGUMES : PETITS MORCEAUX DE FENOUIL, D'AU-BERGINE, DE COURGETTE.

1 Préchauffez le four à 180 °C (th. 6). Déposez le mérou au centre de la plaque du four.

2 Passez les tomates sous l'eau bouillante et épluchez-les. Coupez-les ensuite en petits cubes, disposez-les dans un saladier. Épluchez les poivrons puis coupez-les en deux. Enlevez les pépins et les parties fibreuses et coupez-les en lanières fines. Ajoutez-les aux tomates. Épluchez et coupez les oignons rouges en quartiers fins. Ajoutez aux légumes ainsi que les olives noires. Versez un filet d'huile d'olive, salez et poivrez. Ajoutez les feuilles de basilic. Mélangez.

3 Déposez la préparation tout autour du mérou. Versez un filet d'huile d'olive sur le mérou, salez, poivrez et enfournez pour 20 à 25 min de cuisson.

4 Dégustez bien chaud avec un filet de jus de citron ou nature.

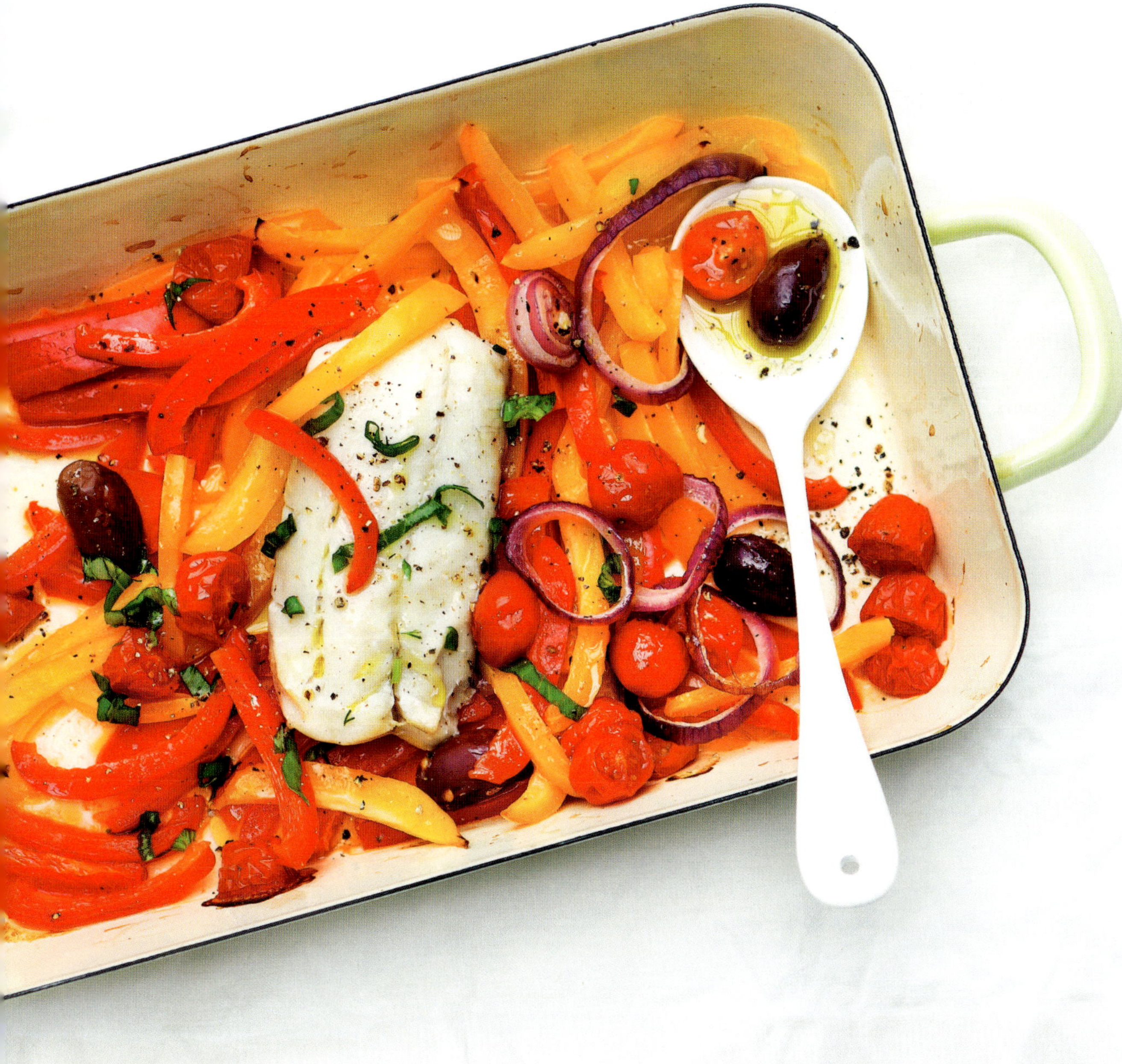

BOUILLON DE FLEURS DE THYM, DOS DE COLIN ET ASPERGES VERTES

PRÉPARATION 10 MIN • **CUISSON** 15 MIN • **POUR** 2 PERSONNES

INGRÉDIENTS

Dos de colin extra-frais	2
Fleurs de thym (épicerie grecque)	3 belles
Laurier	1 feuille
Citron pressé	1
Ail frais écrasé	1 pointe
Persil ciselé finement	3 c. à s.
Ciboulette ciselée finement	3 c. à s.
Feta dure râpée	3 c. à s.
Asperges sauvages	2 poignées
Origan frais	2 brins
Poivre noir	
Sel	

1 Passez les dos de colin sous l'eau claire et essuyez-les.

2 Préparez le bouillon. Déposez les fleurs de thym dans une casserole, ajoutez le laurier, le jus de citron, la pointe d'ail, le persil et la ciboulette. Versez 60 cl d'eau et portez à frémissement. Prélevez 4 c. à s. de bouillon dans un bol et ajoutez-y la feta râpée. Mélangez pour bien la dissoudre et versez dans le bouillon. Laissez mijoter une dizaine de minutes, goûtez. Salez et poivrez si nécessaire.

3 Lavez les asperges et ajoutez-les dans le bouillon. Pochez les dos de colin pendant 4 à 5 min ou plus si vous préférez le poisson très cuit.

4 Déposez les dos de colin dans deux bols. Ajoutez les asperges et versez le bouillon. Parsemez d'origan frais et dégustez bien chaud.

AJOUTEZ DES CAROTTES EN JULIENNE, UN BLANC DE POIREAU COUPÉ FINEMENT… ET DES POUSSES DE SAISON.

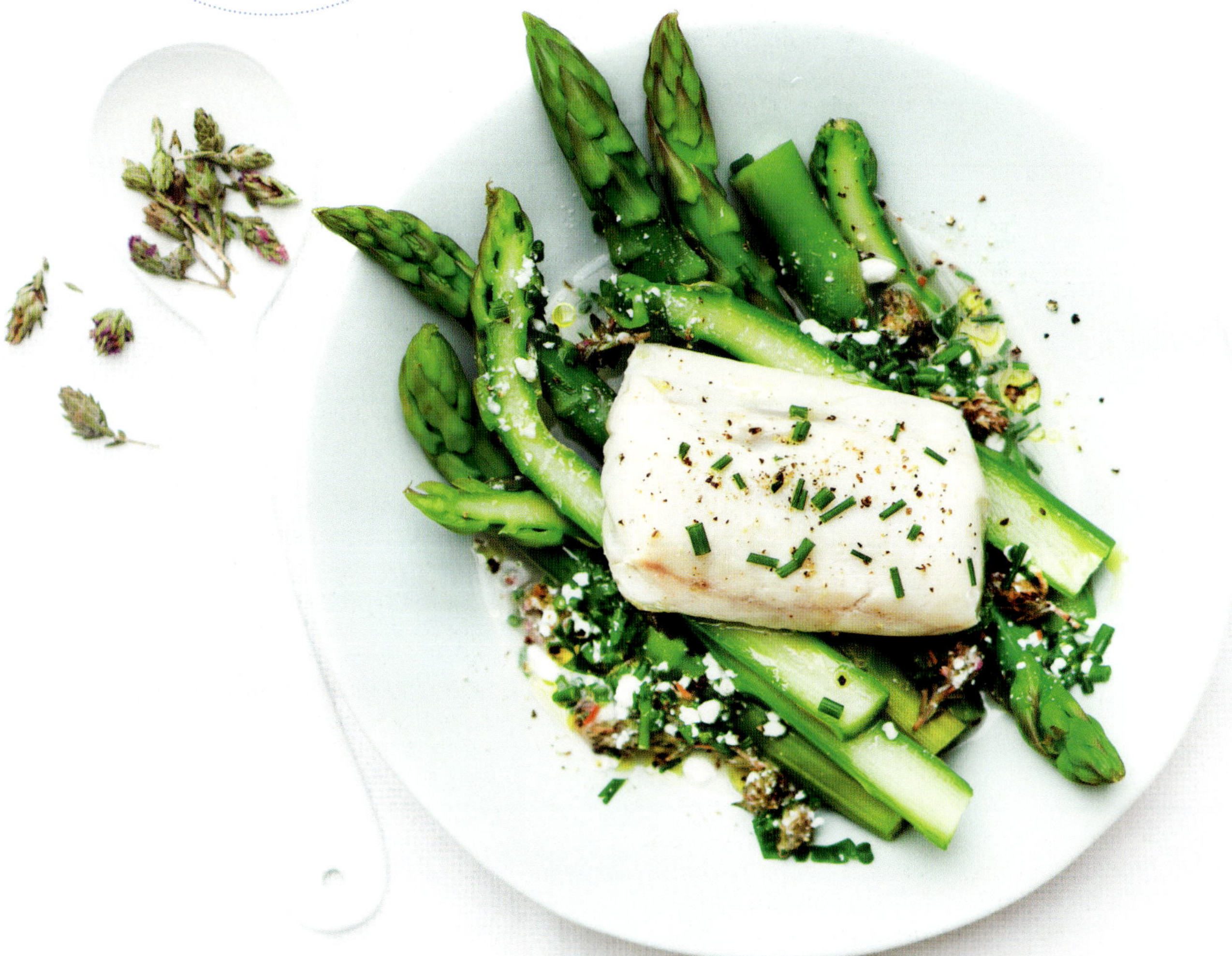

CALAMARS GRILLÉS À L'AIL, CITRON ET PERSIL

PRÉPARATION 10 MIN • **CUISSON** 5 MIN • **REPOS** 1 H • **POUR** 2 PERSONNES

INGRÉDIENTS

Calamars préparés par le poissonnier 6

Dakos à l'orge

Pour la marinade :

Gousses d'ail 2

Citron pressé........ 1

Origan........ 2 c. à s.

Huile d'olive

Sel

Poivre

Pour la salade :

Pousses de salade .... 200 g

Citron pressé........ 1

Huile d'olive

Sel

Poivre

1 Séchez les calamars avec de l'essuie-tout, coupez-les en morceaux et déposez-les dans un plat.

2 Préparez la marinade. Épluchez les gousses d'ail et hachez-les. Dans un bol, mélangez le jus de citron avec 4 c. à s. d'huile d'olive, les gousses d'ail hachées et l'origan. Salez et poivrez puis versez sur les calamars. Mélangez et réservez 1 h au frais.

3 Préchauffez le gril du four. Déposez les morceaux de calamars dans un plat. Enfournez 5 min et arrosez avec la marinade toutes les minutes.

4 Préparez la salade. Mettez les pousses de salade dans un saladier. Versez le jus de citron et ajoutez un bon filet d'huile d'olive. Salez et poivrez. Servez avec les calamars grillés et des *dakos* écrasés en gros morceaux.

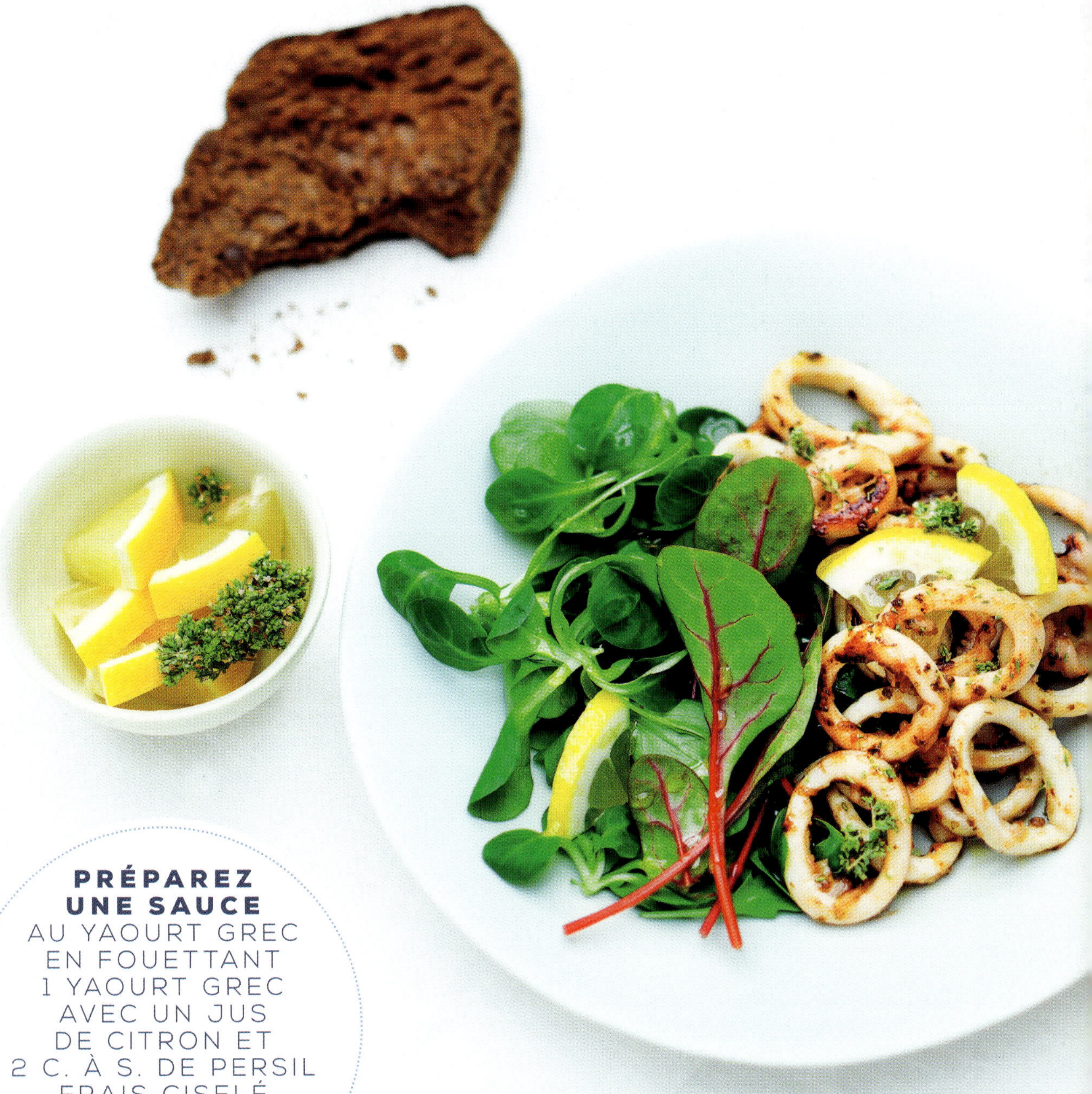

PRÉPAREZ UNE SAUCE
AU YAOURT GREC EN FOUETTANT 1 YAOURT GREC AVEC UN JUS DE CITRON ET 2 C. À S. DE PERSIL FRAIS CISELÉ FINEMENT. SALEZ ET POIVREZ.

BON ÉQUILIBRE ENTRE LES **OMÉGA-6 ET LES OMÉGA-3**

Les Crétois se protègent contre les maladies cardiovasculaires grâce à leur régime alimentaire exceptionnel. Un de leurs secrets : un bon équilibre entre les oméga-3 et les oméga-6.

LES OMÉGA-3 ET LES OMÉGA-6, **QU'EST-CE QUE C'EST ?**

Ils sont tous des **constituants de nos cellules**. Ce sont des acides gras indispensables à notre santé : des acides gras poly-insaturés.

QUEL EST LEUR RÔLE DANS NOTRE ORGANISME ?

Ils remplissent **plusieurs fonctions :**

- la construction et le maintien des membranes des cellules, de la peau, des cellules nerveuses et de la rétine ;
- la synthèse des hormones et les différents processus enzymatiques ;
- la protection du système immunitaire ;
- la régulation de la pression artérielle.

On les appelle **« acides gras essentiels »** car ils ne peuvent pas être synthétisés par l'organisme. Ils doivent donc être obligatoirement apportés par l'alimentation.

Vous comprenez l'intérêt de consommer régulièrement des aliments riches en acides gras poly-insaturés.

Les **oméga-3** participent de plus à **réduire le risque cardiovasculaire** et empêchent la formation de caillots dans les artères. Ils contribuent à réduire l'hypertension et modèrent l'inflammation. Ils participent à la **bonne irrigation cérébrale** et donc à l'activité harmonieuse du cerveau et de la mémoire.

DANS QUELS ALIMENTS RETROUVER DES OMÉGA-3 ?

Parmi les oméga-3, il existe deux acides gras spécifiques : l'EPA et le DHA. Certains végétaux apportent de l'acide alpha-linolénique (ALA) qui engendre en partie l'EPA. Le DHA, en revanche, appartient au règne animal ; il est surtout apporté par les poissons gras.

- **les poissons gras :** saumon, sardine, maquereau, hareng... ;
- **certaines huiles :** colza et noix ;
- **certaines salades ou légumes :** pourpier, mâche, épinard... ;
- **le poulpe** ;
- **certains œufs** portant la mention « bleu blanc cœur » qui sont pondus par des poules nourries aux graines de lin ;
- **Les escargots de Crête ;**
- **Les graines de lin** de certains pains ou produits céréaliers enrichis.

POURQUOI **UN BON RAPPORT OMÉGA-3/OMÉGA-6** EST-IL IMPORTANT ?

- Les oméga-3 et les oméga-6 **doivent être apportés dans des proportions équilibrées** pour une bonne santé cardiovasculaire. **Ce rapport** est calculé en fonction de la quantité de moléculess d'oméga-3 et d'oméga-6 contenus dans l'aliments. La recommandation est d'avoir 1 molécule d'oméga-3 pour 5 molécules d'oméga-6 au maximum. En effet, tout déséquilibre entre ces acides gras peut annuler le bénéfice des oméga-3.
- Une trop grande consommation d'**oméga-6 diminue la fluidité du sang** et pourrait entraîner des risques inflammatoires, ou la formation de caillots.
- Également, une trop grande consommation d'**oméga-3 augmente la fluidité du sang** et pourrait augmenter le risque d'accident vasculaire cérébral hémorragique.

QUELQUES EXEMPLES DE BONS RAPPORTS

Huile de colza = 10 g d'oméga-3 : rapport 2

Huile de noix = 12 g d'oméga-3 : rapport 4,6

Noix = 7 g d'oméga-3 : rapport 5,2

Pourpier = 0,4 g d'oméga-3 : rapport 0,52

Mâche = 0,05 g d'oméga-3 : rapport 0,6

Sardine fraîche = 2 g d'oméga-3 : rapport 0,1 à 0,2

EN PRATIQUE

- Parsemez vos salades de graines oléagineuses : des noix...
- Consommez une fois par semaine 150 g de poisson gras (sardine).
- Privilégiez des viandes, des œufs issus de bêtes nourries aux graines de lin.
- Consommez régulièrement des légumes verts comme le pourpier, la mâche, le cresson...
- Consommez chaque jour au moins 1 cuillerée à soupe d'huile de colza et 1 cuillerée à soupe d'huile d'olive.

MAQUEREAUX BARDÉS DE FEUILLES DE VIGNE

PRÉPARATION 5 MIN • **CUISSON** 12 À 15 MIN • **POUR** 2 PERSONNES

INGRÉDIENTS

Maquereaux vidés ....2 gros
Feuilles de vigne.. 6
Citron pour le service 1
Huile d'olive
Sel
Poivre

1 Préchauffez le gril du four. Lavez les maquereaux sous l'eau froide et séchez-les. Bardez-les de 3 feuilles de vigne chacun. Huilez les feuilles de vigne au pinceau, salez et poivrez. Déposez-les dans un plat à four.

2 Enfournez pour 12 à 15 min de cuisson, en fonction de la grosseur des maquereaux.

3 Versez un filet de jus de citron, dégustez.

NAPPEZ ÉVENTUELLEMENT LES MAQUEREAUX DE MOUTARDE AVANT DE METTRE LES FEUILLES DE VIGNE.

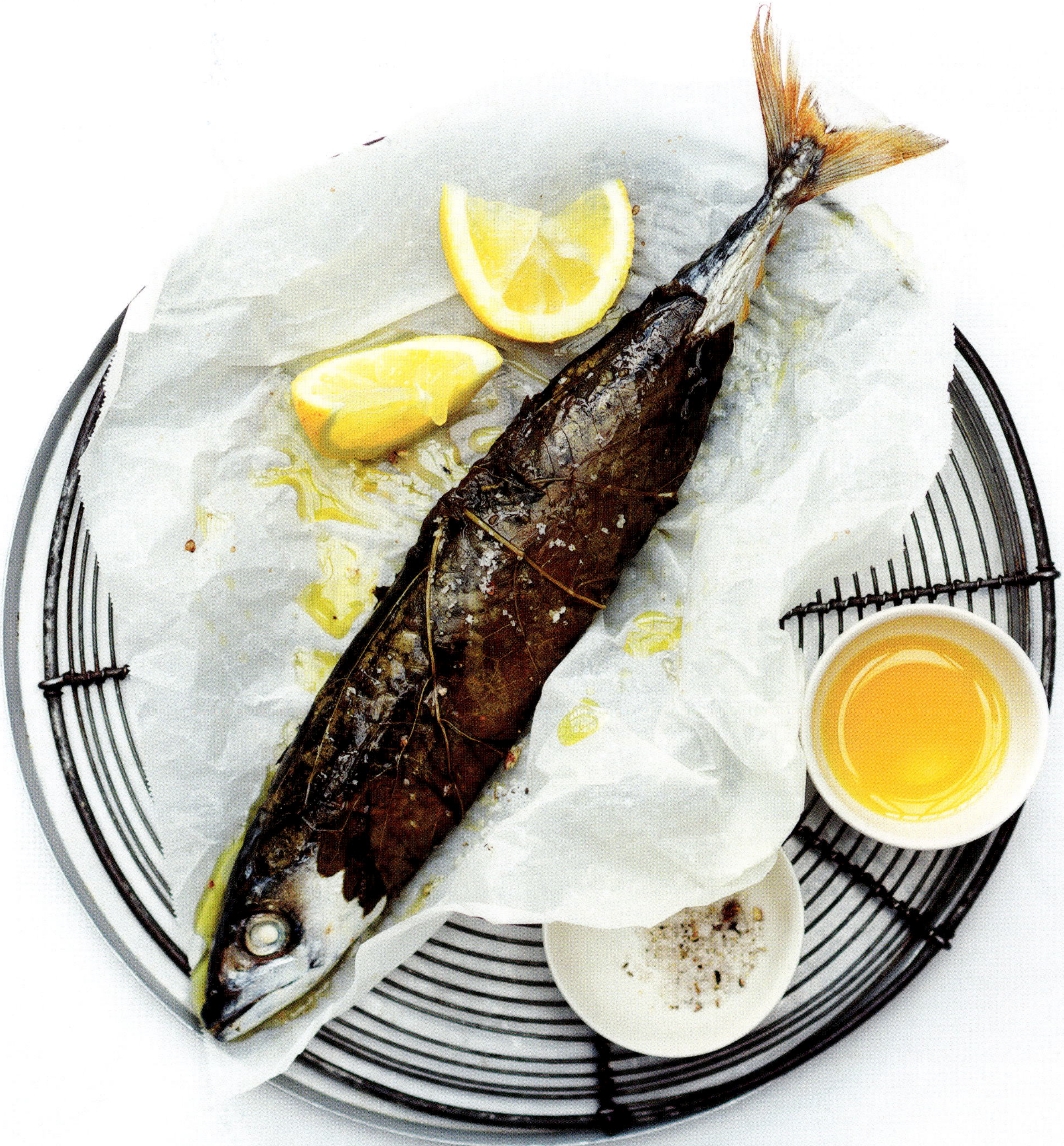

CARPACCIO D'ANGUILLE FUMÉE, TOMATE ET FEUILLES DE CÂPRES

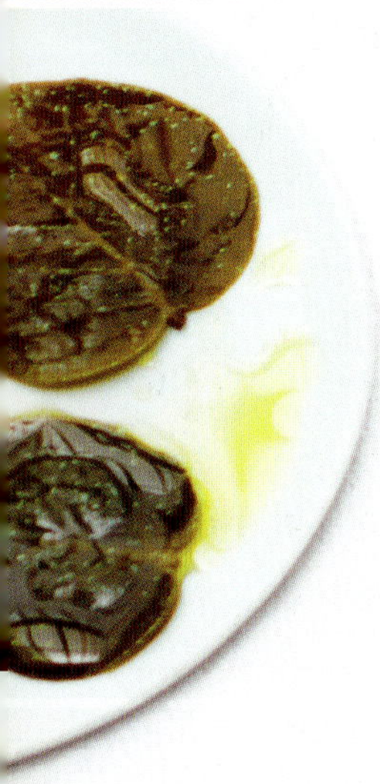

PRÉPARATION 10 MIN • **POUR** 2 PERSONNES

INGRÉDIENTS

Anguille fumée .... 120 g
Tomates 2
Oignon rouge en rondelles fines .... ½
Feuilles de câpres 6
Grosses câpres 6
Jeunes pousses de salade ...... 1 poignée
Citron pressé 1
Huile d'olive
Sel
Poivre

1 Coupez l'anguille finement pour obtenir un carpaccio. Passez les tomates sous l'eau bouillante et pelez-les. Coupez-les en rondelles fines.

2 Déposez les tranches d'anguille et les rondelles de tomates sur une grande assiette (ou sur 2 assiettes). Ajoutez les rondelles d'oignon, les feuilles de câpres et les grosses câpres. Parsemez de pousses de salade. Versez le jus de citron et ajoutez un filet d'huile d'olive. Salez et poivrez.

3 Dégustez avec du pain pita ou des *dakos*.

AJOUTEZ
DES POMMES
DE TERRE CUITES
EN RONDELLES
ET DES OLIVES.

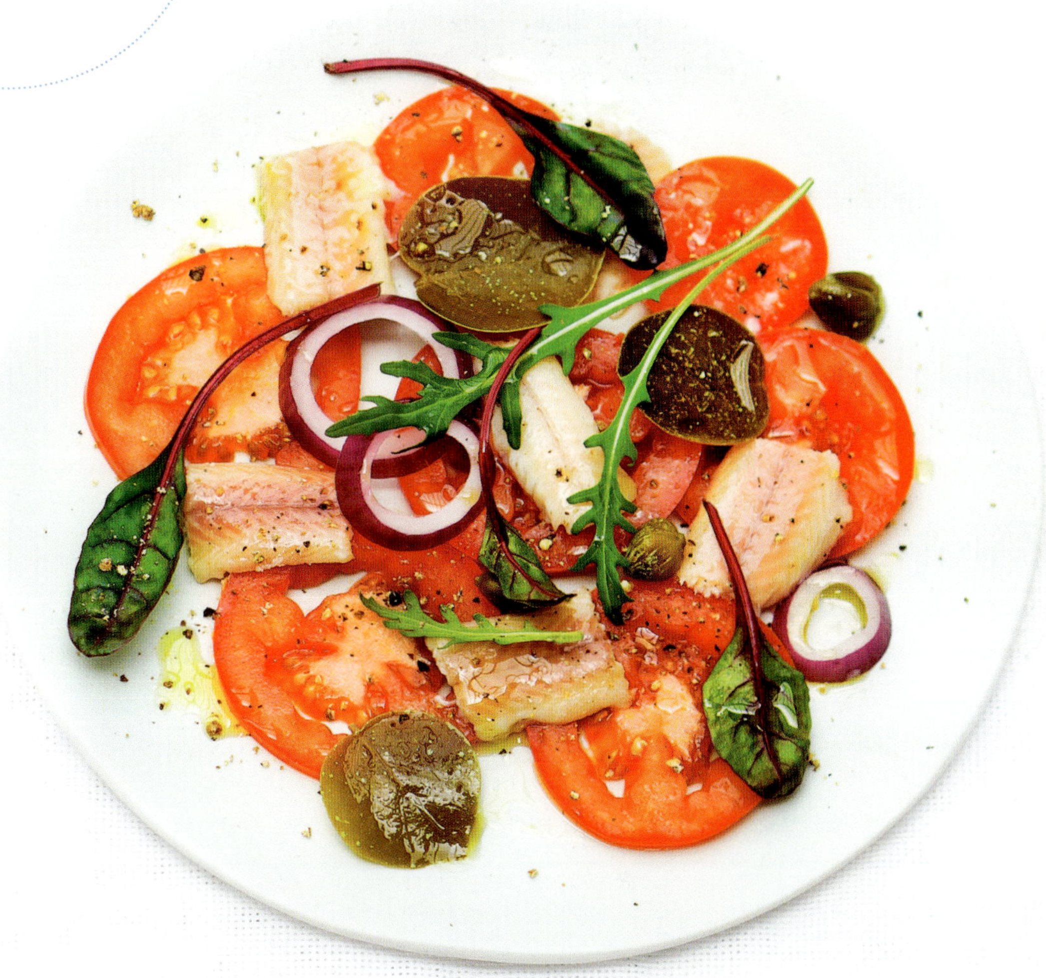

SARDINES CRUES MARINÉES DANS L'HUILE D'OLIVE, *DAKOS* ET TOMATES AUX OLIVES

PRÉPARATION 10 MIN • **REPOS** 1 NUIT • **POUR** 2 PERSONNES

INGRÉDIENTS

Filets de sardines....................................12
Citrons pressés.. 2
Huile d'olive....................................10 c. à s.
Origan...................................1 c. à s. + 1 brin
Petites tomates......................1 barquette
Olives noires ....1 petite barquette
Dakos... 6
Grains de poivres mélangés.......1 c. à s.
Sel ....1 pincée

1. Déposez les filets de sardines les uns à côté des autres dans une terrine, peau vers le bas.
2. Émulsionnez dans un bol le jus de citron avec l'huile d'olive, l'origan, le sel et le poivre. Versez sur les sardines. Veillez à ce que la vinaigrette recouvre bien tous les filets. Ajoutez les grains de poivres et 1 brin d'origan. Fermez la terrine et laissez 1 nuit au frais.
3. Dégustez sur des *dakos* avec de petites tomates et des olives.

AGRÉMENTEZ SELON VOTRE ENVIE LA PRÉPARATION AVEC DU PAPRIKA FUMÉ, DU THYM ET/OU DU ROMARIN.

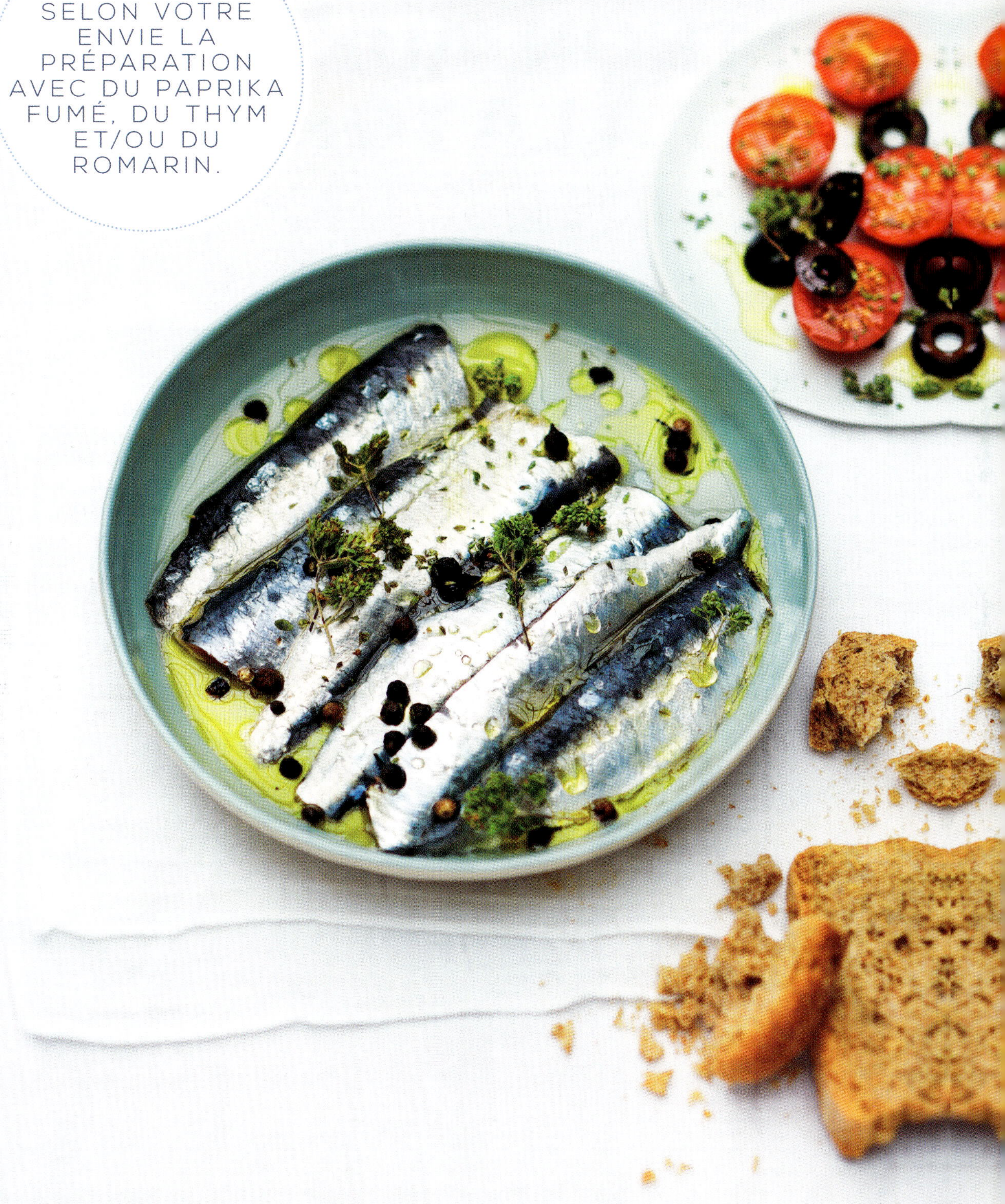

LES PRODUITS D'ORIGINE ANIMALE : **AVEC MODÉRATION !**

Les Crétois ne sont pas végétariens mais ils s'en rapprochent. En effet, leur modèle alimentaire est principalement composé de végétaux. Ils ne mangent que très peu ou pas de viande rouge, qui sera consommée plutôt les jours de fête. En revanche, parmi les produits d'origine animale consommés, vous retrouvez la viande blanche, les poissons, les œufs et les produits laitiers à base de lait de chèvre et brebis.

LES LAITAGES

Les Crétois consomment en majorité des fromages et des yaourts au **lait de chèvre et de brebis**. Pourquoi sont-ils plus intéressants que les produits laitiers à base de lait de vache ?

Ils contiennent **plus de vitamine A et de vitamine D, de protéines, de calcium et de phosphore**.

Ces laitages contiennent également **plus d'acides gras mono-insaturés**. Ils sont souvent reconnus pour être plus digestes.

Les produits laitiers à base de lait de chèvre et de brebis constituent une **bonne source de protéines**.

Consommez **1 portion de fromage et 2 laitages maximum par jour**.

L'AVANTAGE DU POISSON

Les Crétois consomment peu de viande au profit du poisson. Il **contient autant de protéines que la viande**, il est **riche en phosphore, en potassium, en vitamines A, D et B, en iode, et pauvre en graisses**. Certains poissons sont gras, mais ils sont riches en oméga-3. Par exemple, les sardines ou les anchois. Ils participent ainsi la protection des artères grâce à leur effet anti-inflammatoire.

LA VIANDE

La viande contient des protéines, des lipides, des vitamines du groupe B et des minéraux comme le fer, le zinc et le sélénium. Mais elle est **riche en acides gras saturés** qui, consommés en excès, **favorisent l'apparition de maladies cardiovasculaires**, de cholestérol et de surpoids.

Les Crétois ont une faible consommation de viande, et plus particulièrement de viande rouge. Privilégiez la viande blanche.

Consommez-en pas plus de **3 à 4 fois par mois** (pour la viande rouge).

LES ŒUFS

Les œufs sont une **excellente source de protéines**. Ils font partie de l'alimentation quotidienne des Crétois. Privilégiez des œufs bio de poules élevées en plein air ou issus de la filière Bleu-Blanc-Cœur (poules nourries aux graines de lin), qui contiennent des acides gras oméga-3.

EN PRATIQUE

› **Davantage de poisson** : 2 fois par semaine minimum.

› **Moins de viande** : 2 à 3 fois par semaine, en alternant avec le poisson et les œufs.

› Privilégiez des **produits laitiers au lait de chèvre et de brebis**.

› **Évitez la charcuterie**, trop riche en graisses saturées.

Si vous souhaitez devenir végétarien, le régime crétois est une bonne solution car, même sans viande, il reste excellent pour la santé et riche en couleurs et en saveurs !

Pour assurer un équilibre alimentaire et des apports en protéines complètes, **veillez à toujours avoir dans votre assiette ou à consommer au cours de la journée une légumineuse** (lentilles, haricots rouges, flageolets, pois chiches...) **et une céréale complète** (riz, pâtes, pain, semoule...).

Assurez-vous auprès de votre médecin de ne pas avoir de carence en vitamine B12 et en fer.

CÔTELETTES D'AGNEAU GRILLÉES AU THYM, LÉGUMES AU FOUR ET *STAKA*

PRÉPARATION 20 MIN • **CUISSON** 40 MIN • **POUR** 4 PERSONNES

INGRÉDIENTS

Aubergines 2
Courgettes 3
Tomates 3
Oignons 2
Pommes de terre 4
Tête d'ail 1
Thym .... 4 c. à s. + brins frais
Côtelettes d'agneau 8
Staka (crème de petit-lait, épicerie grecque) .... 4 c. à s.
Huile d'olive
Sel
Poivre

REMPLACEZ LES CÔTELETTES D'AGNEAU PAR DES CÔTELETTES DE MOUTON OU DE CHEVREAU. PARSEMEZ LES LÉGUMES DE POUSSES DE MARGUERITE ET DE PISSENLIT *RODIKI* EN SAISON.

1 Préchauffez le four à 180 °C (th. 6). Lavez les légumes, épluchez les oignons et coupez tous les légumes en rondelles. Déposez-les sur une plaque à four. Ajoutez les gousses d'ail avec la peau. Arrosez le tout d'un bon filet d'huile d'olive et mélangez. Salez, poivrez et parsemez de thym. Enfournez pour 30 min de cuisson.

2 Sortez la plaque du four, mélangez les légumes et réservez-les pour déposer les côtelettes d'agneau sur la plaque. Ajoutez un filet d'huile sur les côtelettes, salez et poivrez. Enfournez pour 10 à 15 min en retournant les côtelettes à mi-cuisson.

3 Avant de servir, ajoutez la *staka* sur les légumes ainsi que quelques brins de thym frais. Dégustez bien chaud.

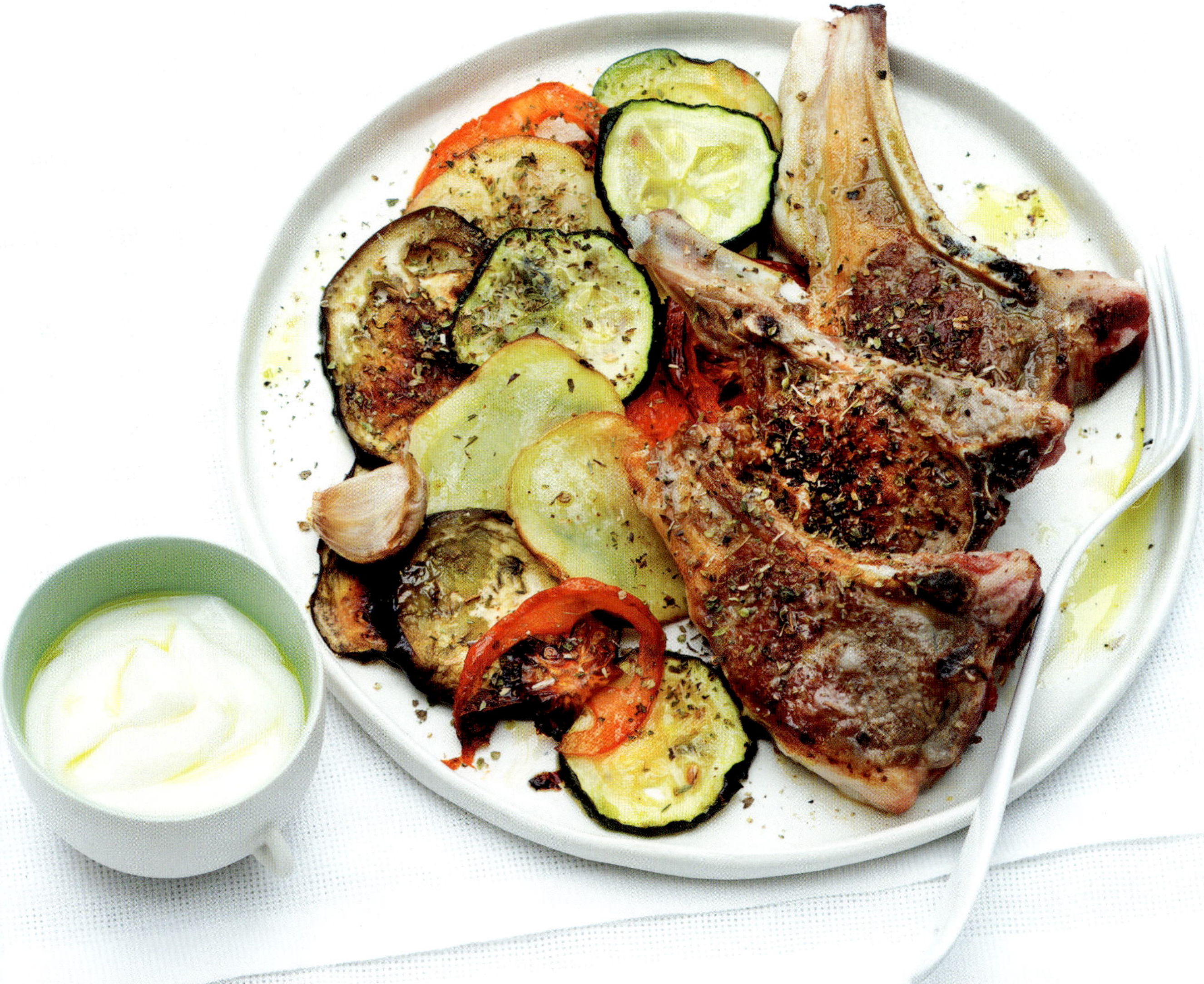

POULET AU FOUR À LA SAUGE, POMMES DE TERRE

PRÉPARATION 10 MIN • **CUISSON** 45 MIN • **POUR** 4 PERSONNES

INGRÉDIENTS

Poulet 1
Petites pommes de terre .... 250 g
Sauge citronnée .... 1 botte
Citrons pressés et leur zeste 2
Huile d'olive
Sel
Poivre

POUR PARFUMER DAVANTAGE LA VIANDE, PLACEZ DE LA SAUGE DANS LE VENTRE DU POULET. CETTE RECETTE EST AUSSI DÉLICIEUSE AVEC DU CITRON CONFIT.

1 Préchauffez le four à 180 °C (th. 6). Déposez le poulet au centre de la plaque à four. Lavez les pommes de terre et disposez-les autour du poulet.

2 Lavez la sauge et ciselez les feuilles. Mettez-les dans un bol, ajoutez le jus de 1 citron, son zeste et 4 c. à s. d'huile d'olive. Badigeonnez le poulet de ce mélange en le couvrant bien de feuilles de sauge ciselées. Salez et poivrez. Versez un petit filet d'huile d'olive sur les pommes de terre et enfournez pour 45 min de cuisson. À mi-cuisson, versez le jus du deuxième citron sur le poulet.

3 Vérifiez que le poulet soit bien cuit, découpez-le et servez avec les pommes de terre.

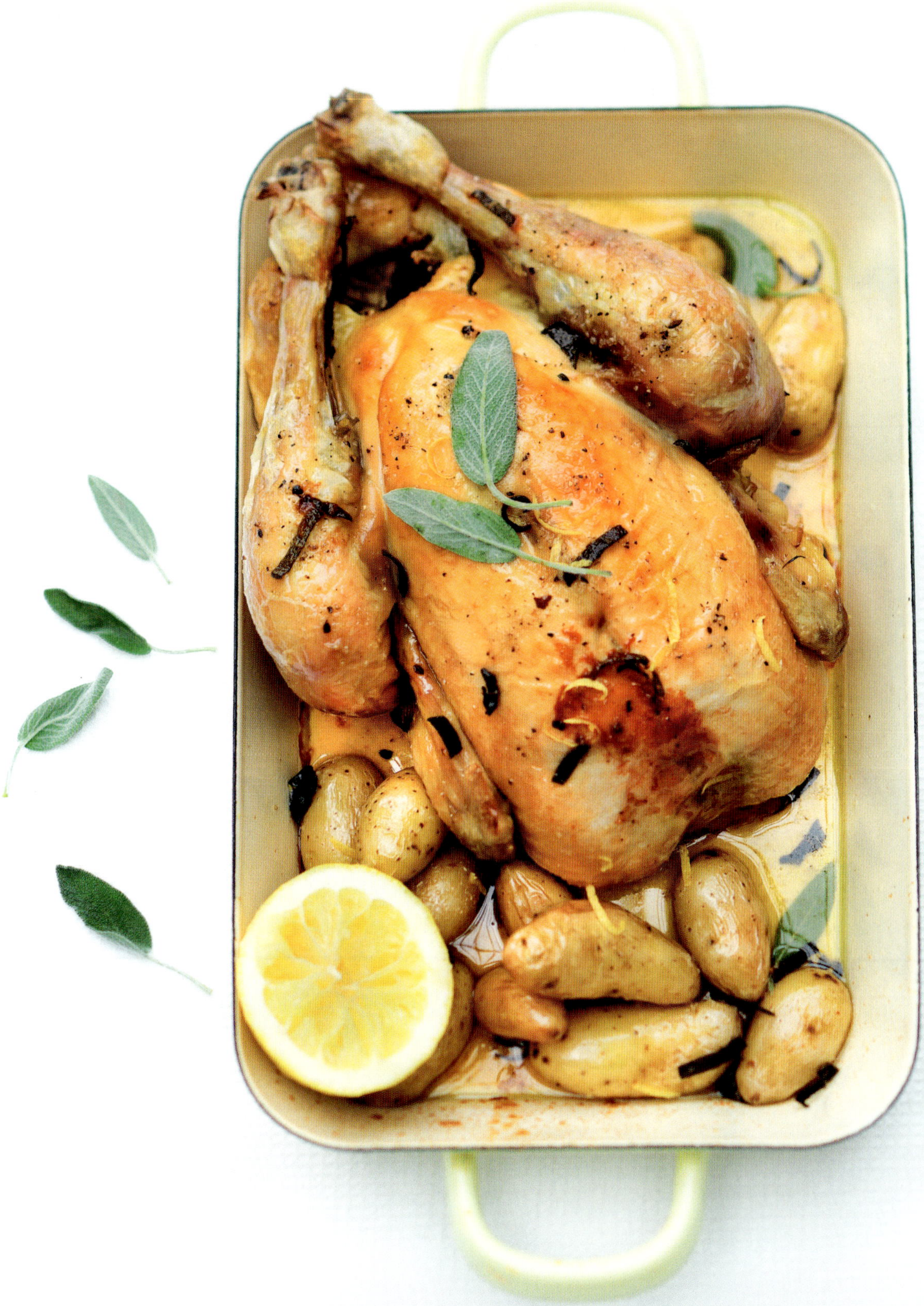

BOULETTES DE BŒUF AUX TOMATES, POUSSES D'ÉPINARDS À L'HUILE D'OLIVE

PRÉPARATION 10 MIN • **CUISSON** 40 MIN • **POUR** 2 PERSONNES

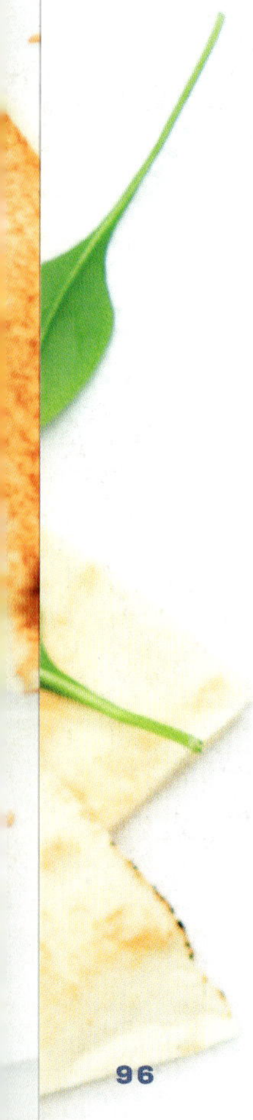

INGRÉDIENTS

Pour le coulis de tomates :

Gousses d'ail	3
Feuilles de laurier	2
Fleur de thym	1
Origan	1 c. à s.
Tomates pelées	1 grosse boîte
Sucre roux	1 pincée
Huile d'olive	2 c. à s.
Sel, poivre	

Pour les boulettes de bœuf :

Bœuf haché	300 g
Œufs	2
Oignons	2
Persil ciselé	2 c. à s.
Basilic ciselé	2 c. à s.
Origan	1 c. à s.
Dakos complet	1
Huile d'olive	
Sel, poivre	

Pour les épinards :

Pousses d'épinards	100 g
Huile d'olive	
Sel	
Pain grec	

1 Préparez le coulis de tomates. Versez l'huile d'olive dans une poêle. Épluchez et écrasez l'ail et faites-le fondre dans l'huile. Ajoutez les feuilles de laurier, le thym et l'origan. Mélangez et versez la boîte de tomates pelées. Salez, poivrez et laissez mijoter 20 min. Ajoutez le sucre et goûtez afin de rectifier l'assaisonnement. Laissez cuire encore 10 min.

2 Préparez les boulettes. Placez la viande hachée dans un saladier. Ajoutez les œufs. Épluchez et ciselez finement les oignons, ajoutez-les dans le saladier ainsi que le persil, le basilic et l'origan. Écrasez finement le *dakos* et ajoutez-le. Salez et poivrez. Mélangez le tout de façon bien homogène. Formez des boulettes de la taille d'une grosse noix en les roulant dans vos paumes de mains.

3 Faites cuire 10 min les boulettes dans une poêle à part avec un peu d'huile d'olive afin de dégraisser au maximum.

4 Versez le coulis de tomates dans un plat, ajoutez les boulettes et parsemez de pousses d'épinards. Versez un filet d'huile d'olive, selon vos goûts. Proposez du pain grec pour le service.

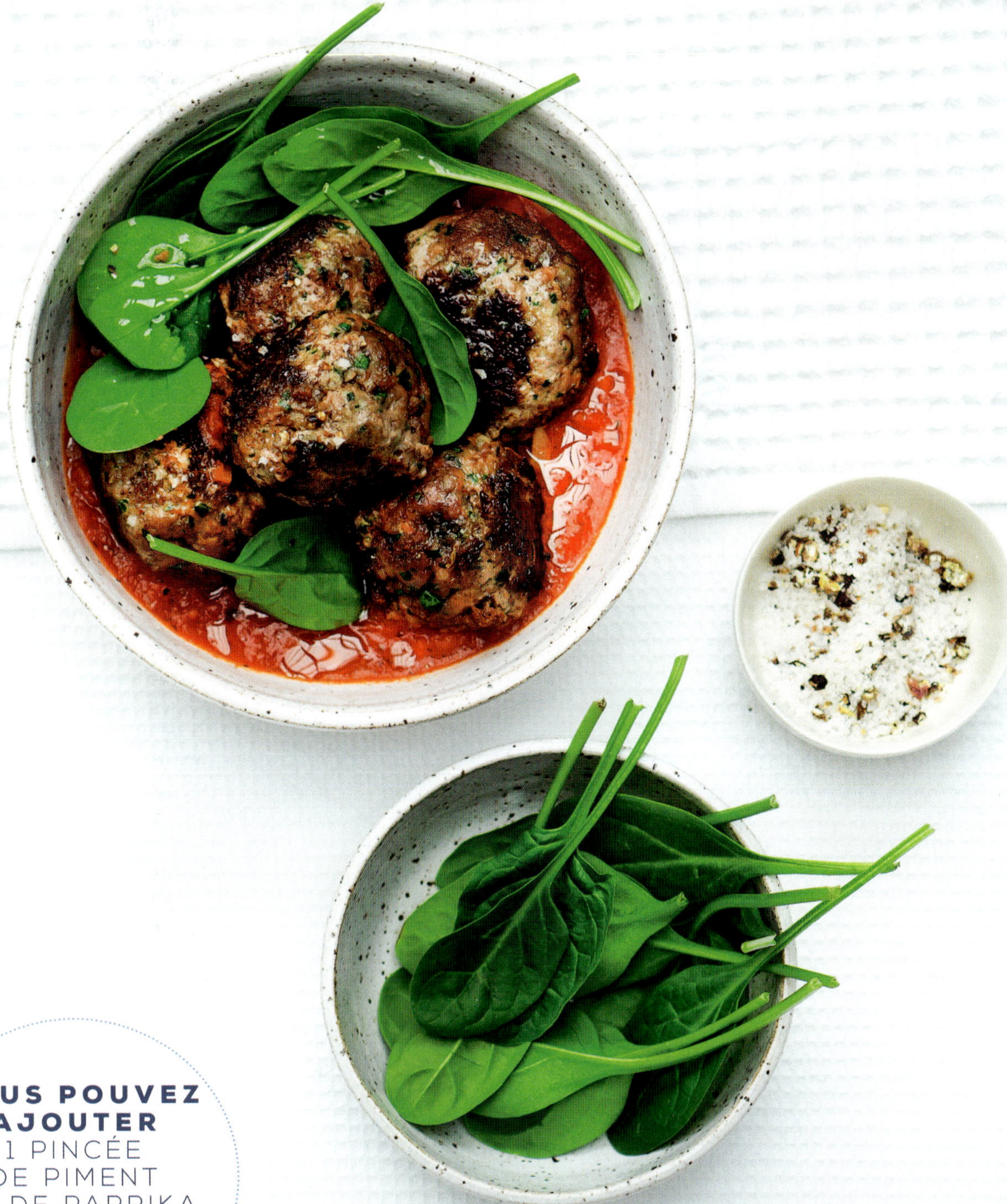

VOUS POUVEZ AJOUTER
1 PINCÉE DE PIMENT OU DE PAPRIKA DANS LES BOULETTES.

ZOOM SUR LES FRUITS **OLÉAGINEUX**

Les fruits oléagineux se différencient des fruits frais par des caractéristiques nutritionnelles particulièrement intéressantes pour la santé. Les Crétois l'ont bien compris car ils en consomment régulièrement pour rester en bonne santé !

QUELS SONT LES FRUITS OLÉAGINEUX ?

Les fruits qui entrent dans la catégorie des fruits oléagineux sont les **noix**, les **noisettes**, les **noix de pécan**, les **noix de macadamia**, les **noix de cajou**, les **pistaches**, les **amandes**...

QUELS SONT LES FRUITS OLÉAGINEUX **LES PLUS CONSOMMÉS PAR LES CRÉTOIS ?**

Les Crétois choisissent principalement des noix, des noisettes et des amandes. **Ils en consomment tous les jours**, dans la journée ou au repas, en salade ou dans un plat.

Mon conseil : grignotez quotidiennement 1 ou 2 fruits oléagineux à chaque repas, cela suffit !

Alternez entre toutes les graines oléagineuses pour faire le plein d'oméga, de vitamines et d'antioxydants !

LA CONSERVATION DES FRUITS OLÉAGINEUX

Lorsque vous le pouvez, privilégiez **les fruits oléagineux dans leur coque** plutôt que déjà décortiqués, pour une meilleure conservation. Exposés à la lumière, ils peuvent vite rancir à cause de leur teneur en acides gras. Il est donc recommandé de les **stocker dans des endroits frais et secs, de quelques semaines à quelques mois**.

Si les fruits vous semblent rances, ne les consommez pas : parfois, des moisissures se développent et rendent les fruits toxiques.

QUE VOUS APPORTENT LES FRUITS OLÉAGINEUX ?

› **Des lipides (matières grasses)**

Ils sont d'ailleurs surabondants mais sont **principalement composés d'acides gras insaturés**. Ils en renferment entre 30 et 60 % ! Ces lipides sont donc riches en oméga-3, bénéfiques pour la santé cardiovasculaire.

La noix fraîche est particulièrement riche en oméga-3 puisqu'elle en contient 7,5 g pour 100 g. La teneur en lipides étant élevée, la valeur calorique l'est tout autant ! Il faut compter environ 600 à 700 kcal pour 100 g de fruits oléagineux. La consommation de fruits oléagineux peut être quotidienne mais dans des quantités raisonnables pour garder la ligne !

› **Des glucides (sucres)**

On retrouve **peu de sucres** (environ 5 %) dans les fruits oléagineux, excepté les noix de cajou qui en comportent plus de 20 g pour 100 g.

› **Des fibres**

Autre atout des fruits oléagineux, ils renferment une grande quantité de fibres **indispensables pour la régulation du transit intestinal.** Il est recommandé de consommer environ 30 g de fibres par jour. Sachez par exemple que 25 g de noix vous en apportent 1,4 g.

› **De la vitamine E**

Encore un atout non négligeable : tous les oléagineux sont riches en vitamine E. Cette vitamine est **antioxydante**, c'est-à-dire qu'elle permet de lutter contre le vieillissement cellulaire.

› **Des minéraux**

Les fruits oléagineux ont des quantités intéressantes de minéraux (**magnésium, fer, phosphore, potassium**...), en proportions variables selon les fruits.

N.B. : les amandes sont riches en calcium intervenant dans la fabrication et le maintien des os et des dents. Elles sont à favoriser par les personnes ne consommant pas de produits laitiers pour compenser le manque de calcium.

QUELQUES PRÉCAUTIONS S'IMPOSENT

› Pour les **personnes sensibles**, les noix peuvent être responsables de l'apparition d'aphtes. Dans ce cas, privilégiez les huiles végétales qui vous apporteront les bons acides gras et la vitamine E sans les aphtes !

› Attention, les fruits oléagineux sont des **aliments allergènes**, donc si vous êtes allergique, évitez d'en consommer et lisez les étiquettes alimentaires avant tout achat. En cas de doute, demandez toujours l'avis de votre médecin.

LÉGUMES GRILLÉS AU FOUR, ORGE ET COULIS DE BASILIC

PRÉPARATION 15 MIN • **CUISSON** 45 MIN • **POUR** 2 PERSONNES

INGRÉDIENTS

Petites aubergines	2
Courgettes	2
Poivron rouge	1
Poivron vert	1
Oignons rouges	2
Tête d'ail	1
Origan	1 c. à s.
Petites tomates	8
Orge cuite	50 g
Mélange de noix et noisettes	20 g
Basilic	1 bouquet
Feta dure râpée (ou fromage de brebis dur râpé)	2 c. à s.
Pains pita	2
Huile d'olive	
Sel	
Poivre	

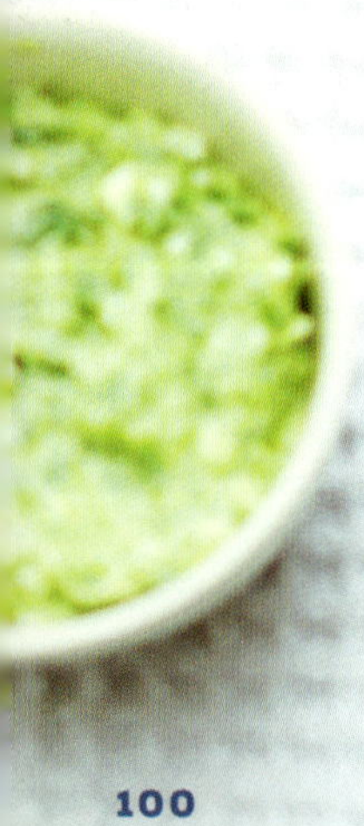

1 Préchauffez le four à 180 °C (th. 6). Lavez les légumes ; coupez les aubergines et les courgettes en morceaux. Pelez les poivrons et détaillez-les en lanières. Pelez les oignons et coupez-les en quatre. Détachez les gousses d'ail de la tête. Mettez le tout dans un saladier.

2 Arrosez d'huile d'olive, ajoutez l'origan, salez et poivrez. Mélangez bien et déposez le tout sur une plaque à four ou dans un plat à four. Enfournez pour 30 min de cuisson en mélangeant de temps à autre. Ajoutez les tomates et l'orge sur les légumes, puis enfournez pour 15 min de cuisson. Faites griller les noix et les noisettes à sec dans une poêle pendant 1 min.

3 Préparez le coulis. Mettez les feuilles de basilic et le fromage râpé dans le bol d'un mixeur. Mixez et versez de l'huile d'olive jusqu'à obtenir la consistance d'un coulis épais.

4 Sortez le plat ou la plaque du four, ajoutez le mélange de noix et versez du coulis de basilic. Dégustez bien chaud avec du pain pita.

UTILISEZ DES LÉGUMES DE SAISON. AJOUTEZ SELON VOTRE ENVIE DES CÂPRES ET DES ANCHOIS DANS LE BASILIC POUR OBTENIR UN PESTO.

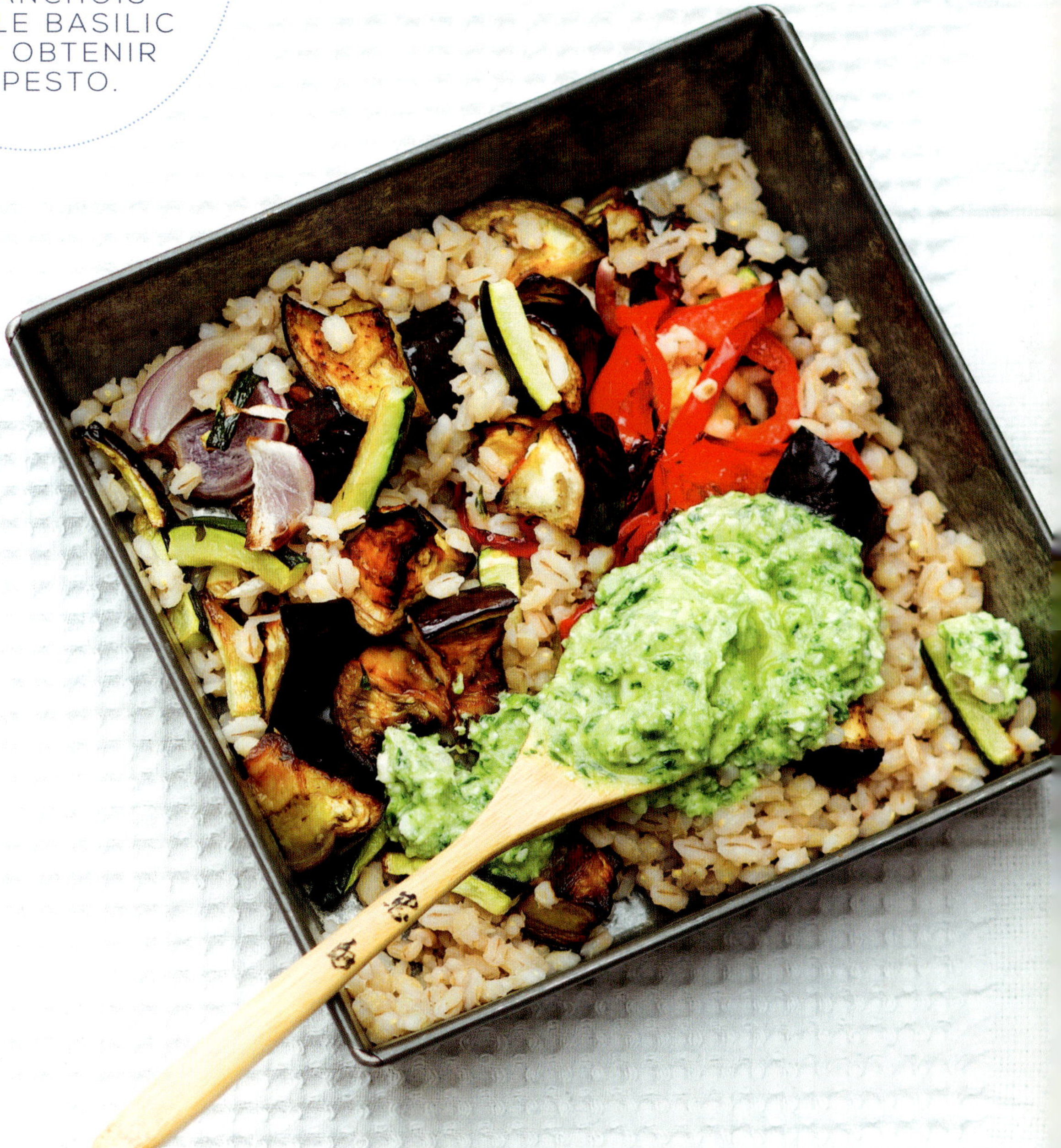

GIGOT D'AGNEAU À L'ORIGAN, YAOURT GREC À LA MENTHE

PRÉPARATION 15 MIN • **CUISSON** 30 MIN • **POUR** 4 PERSONNES

INGRÉDIENTS

Gigot d'agneau .... 1 (env. 1 kg)
Gousses d'ail 4
Origan .... 3 c. à s.
Yaourts grecs.. 4
Petits concombres.. 2
Menthe ciselée .... 3 c. à s.
Sel
Poivre

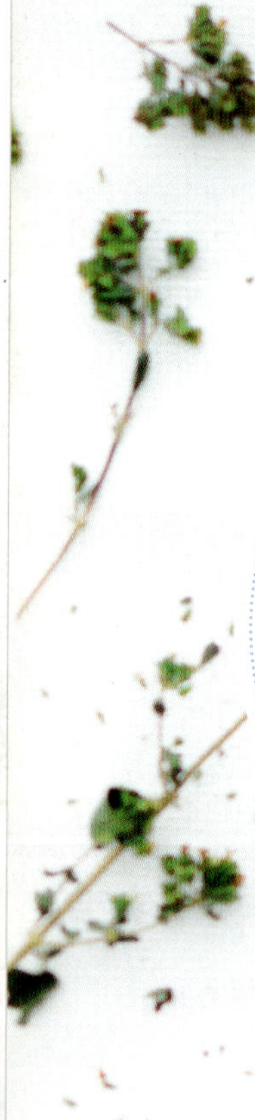

DÉPOSEZ DES GOUSSES D'AIL EN CHEMISE TOUT AUTOUR DU GIGOT. VOUS LES DÉGUSTEREZ SUR DU PAIN GREC, AVEC LA VIANDE OU DANS LE YAOURT GREC. AJOUTEZ ÉGALEMENT DU THYM ET DU ROMARIN.

1 Préchauffez le four à 180 °C (th. 6). Déposez le gigot d'agneau sur la plaque du four. Épluchez les gousses d'ail. Frottez le gigot d'agneau avec une gousse d'ail. Coupez les autres en deux. Faites des entailles dans le gigot et insérez-y les morceaux d'ail. Salez et poivrez. Parsemez le gigot d'origan. Enfournez pour 30 min de cuisson en l'arrosant régulièrement d'eau pour ne pas qu'il soit sec.

2 Pendant ce temps, versez les yaourts dans un bol. Lavez les concombres et coupez-les en petits cubes. Ajoutez-les au yaourt, ainsi que la menthe ; salez et poivrez. Réservez au frais, le temps que la viande cuise.

3 Servez le gigot avec le yaourt, accompagnez de pain grec.

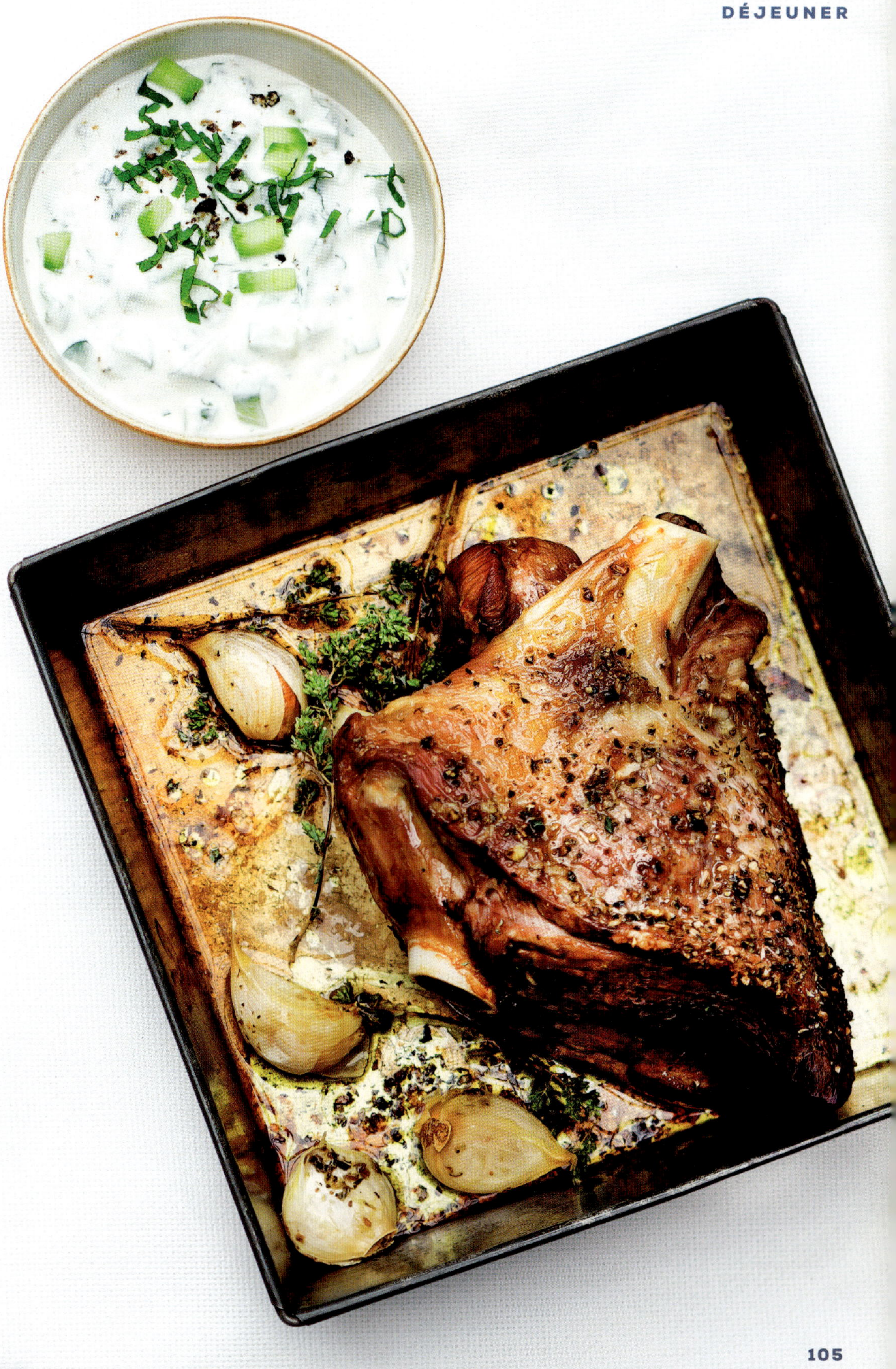

VEAU BRAISÉ AUX OIGNONS

PRÉPARATION 10 MIN • **CUISSON** 2 H 30 • **POUR** 4-6 PERSONNES

INGRÉDIENTS

Rôti de veau (épaule désossée) ..... 800 g
Oignons 3
Gousses d'ail 2
Vin rouge ..... 25 cl
Tomates concassées ..... 1 boîte (400 g)
Origan ..... 2 c. à s.
Laurier ..... 1 feuille
Olives noires dénoyautées ..... 50 g
Aubergines 4
Huile d'olive
Sel
Poivre

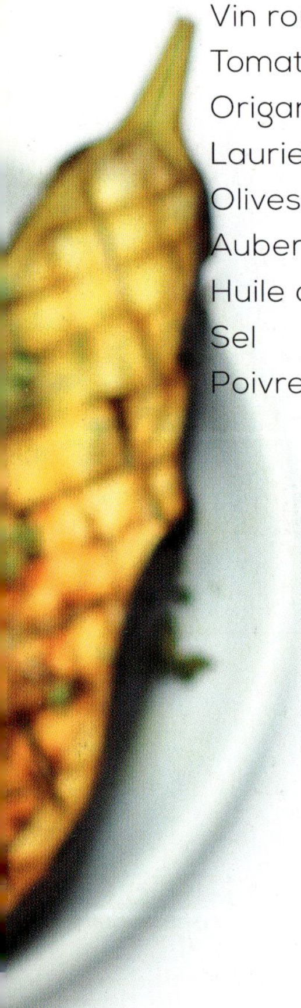

1 Versez 2 c. à s. d'huile d'olive dans une cocotte et faites-y dorer tous les côtés du rôti de veau. Réservez le veau sur un plat de service.

2 Préchauffez le four à 180 °C (th. 6). Épluchez et ciselez finement les oignons et l'ail. Faites-les fondre dans la cocotte pendant quelques minutes, ajoutez un peu d'huile d'olive si nécessaire. Déglacez avec le vin rouge, mélangez et faites cuire 2 min à feu vif. Quand le vin a réduit, ajoutez les tomates concassées, 1 c. à s. d'origan et la feuille de laurier. Laissez réduire pendant au moins 5 min. Salez et poivrez. Ajoutez les olives. Couvrez entièrement le rôti de veau de cette sauce épaisse.

3 Déposez le rôti dans un petit plat à four hermétique pour une cuisson à l'étouffée. Couvrez et enfournez pour 1 h 30 de cuisson.

4 Lavez les aubergines, coupez-les en deux et faites des stries sur toute la surface. Déposez-les dans un plat à four. Ajoutez un filet d'huile d'olive, de l'origan, salez et poivrez. Enfournez pour 30 min de cuisson à 180 °C (th. 6).

5 Servez le veau à la cuillère accompagné des aubergines simplement grillées au four.

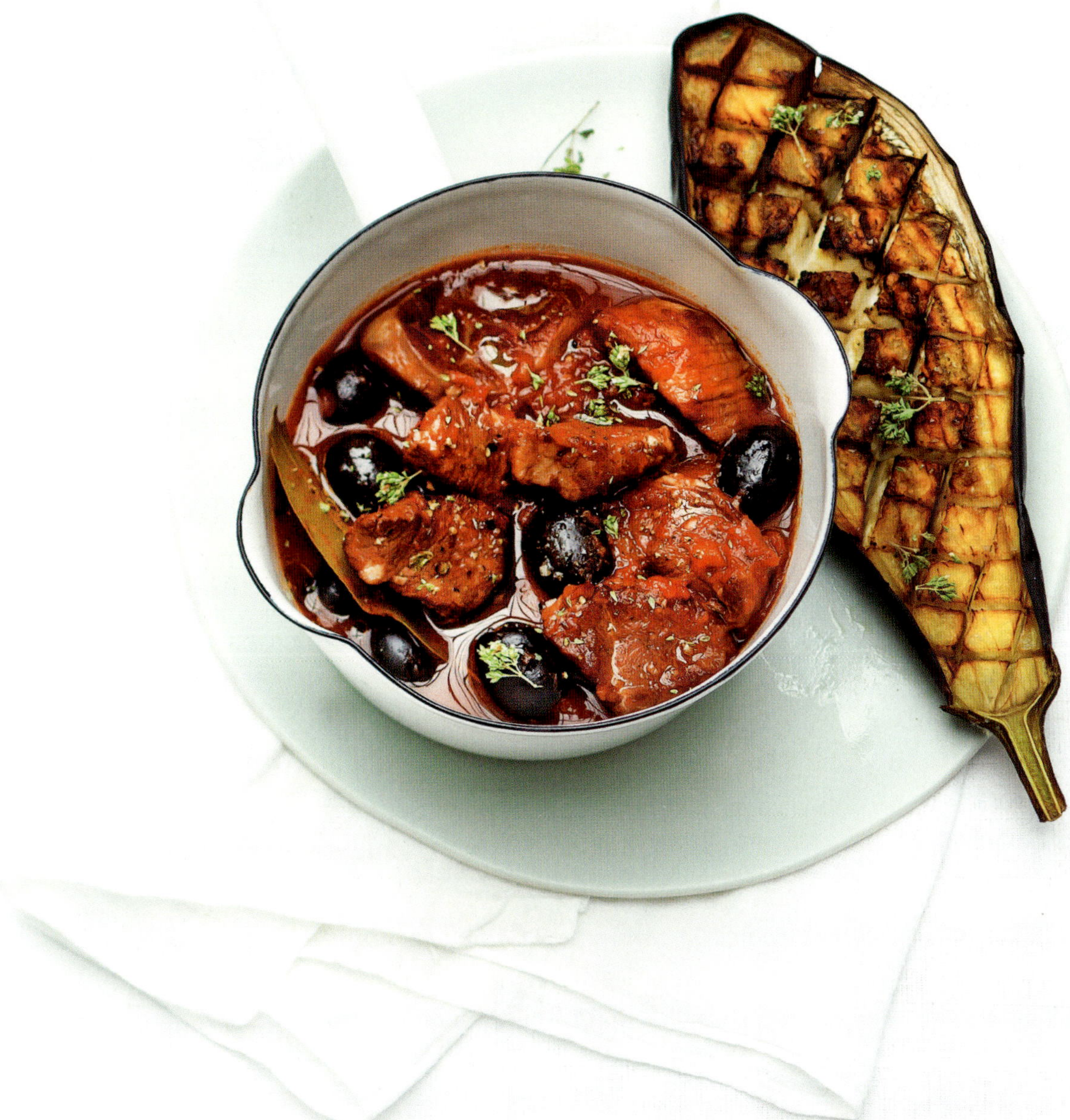

MEZZE

PRÉPARATION 30 MIN • **CUISSON** 20 À 25 MIN • **POUR** 4 PERSONNES

INGRÉDIENTS

Artichauts 4
Pois chiches en bocal .... 600 g
Tahin .... 3 c. à s.
Citrons 2
Cumin .... 1 pincée
Gousse d'ail 1
Graines de sésame .... 1 c. à c.
Carottes 2
Persil ciselé .... 2 c. à s.
Courgette 1
Mesclun .... 200 g
Noisettes grillées .... 2 c. à s.
Olives .... 4 c. à s.
Fèves cuites .... 3 c. à s.
Raisins secs .... 2 c. à s.
Huile d'olive
Sel
Poivre
Pains pita

1 Préparez les artichauts. Lavez-les sous l'eau et retirez les grosses feuilles abîmées. Placez-les ensuite dans un cuit-vapeur et faites-les cuire environ 20 min (davantage s'ils sont très gros). Laissez refroidir.

2 Préparez le houmous. Versez les pois chiches dans le mixeur avec un peu de jus. Ajoutez le tahin, le jus de 1 citron, le cumin et l'ail épluché. Mixez en ajoutant petit à petit de l'huile d'olive. Quand la préparation est moelleuse, goûtez, salez, poivrez et versez dans un bol. Parsemez de graines de sésame et versez un filet d'huile d'olive.

3 Râpez les carottes, mettez-les dans un bol et ajoutez le jus de ½ citron et 1 filet d'huile d'olive. Mélangez, salez, poivrez et parsemez de persil ciselé.

4 Lavez la courgette, coupez-la en bâtonnets.

5 Une fois les artichauts refroidis, effeuillez-les et retirez le foin. Prenez les cœurs, coupez-les et réservez-les sur une assiette ou dans un bol. Ajoutez un filet de jus de citron et un filet d'huile d'olive, salez et poivrez. Disposez-les sur un lit de mesclun et parsemez de noisettes grillées.

6 Dressez les mezze sur une grande assiette ou dans des petits plats. Artichauts au citron, houmous, carottes au persil, bâtonnets de courgette, fèves, olives et raisins secs. Dégustez avec des pains pita.

AJOUTEZ
DES NOIX
ET DES AMANDES,
D'AUTRES
LÉGUMES, DE
LA TAPENADE...

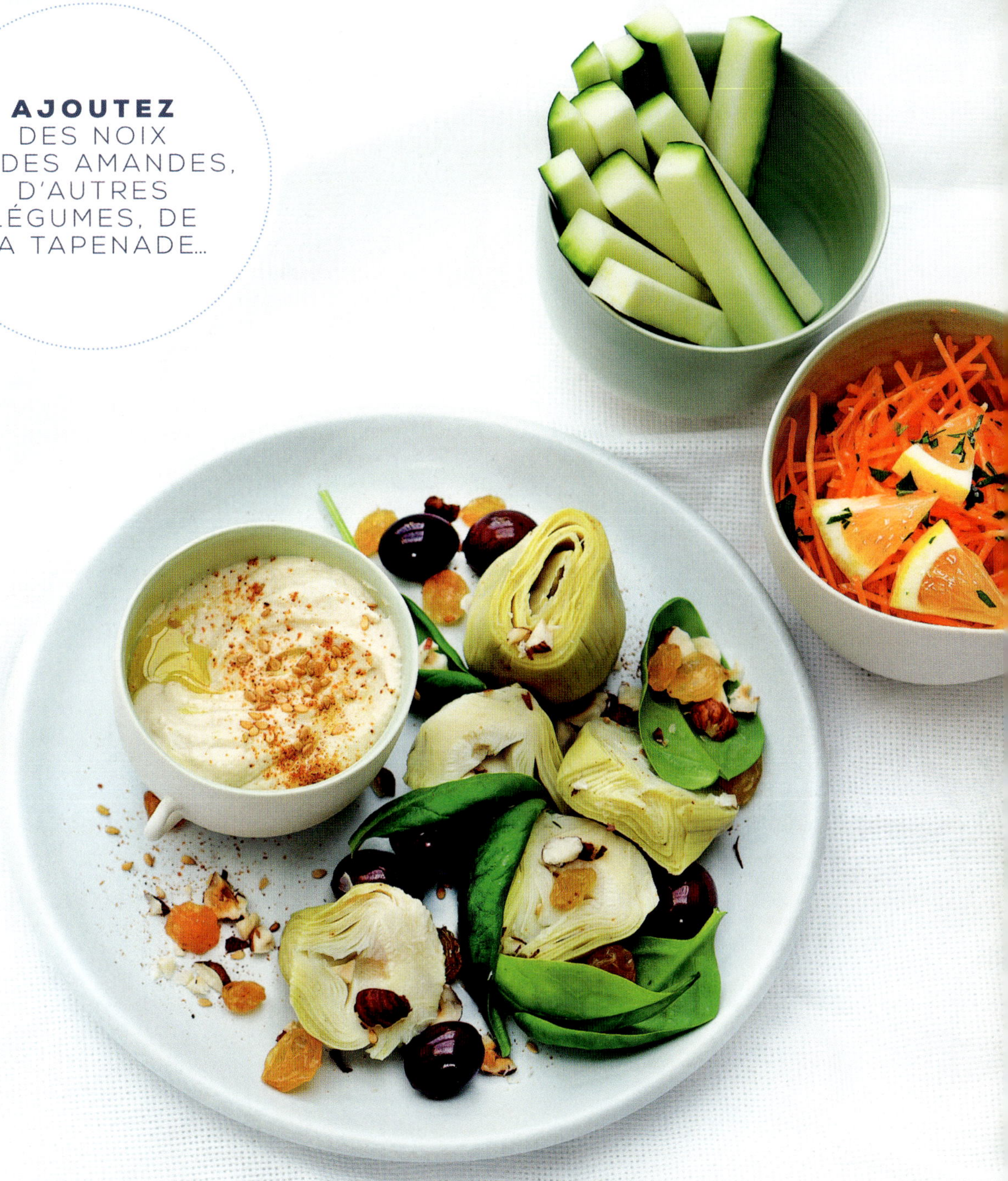

SALADE DE RIZ COMPLET FAÇON TABOULÉ

PRÉPARATION 20 MIN • **CUISSON** 15 À 20 MIN • **POUR** 2 PERSONNES

INGRÉDIENTS

Riz complet	60 g
Persil	2 bottes
Basilic	1 botte
Coriandre	1 botte
Ciboulette	1 botte
Oignons verts	2
Tomates	2
Citron pressé	1
Épinards	4 feuilles
Huile d'olive	
Sel	
Poivre	
Olives noires	

1 Faites cuire le riz dans de l'eau bouillante salée selon les indications du paquet. Égouttez-le et laissez-les refroidir.

2 Lavez et ciselez finement les herbes : persil, basilic, coriandre et ciboulette. Lavez et hachez finement les oignons nouveaux (avec le vert de la tige) et les tomates. Mettez le tout sur le riz et mélangez bien. Versez le jus de citron et ajoutez un bon filet d'huile d'olive. Salez et poivrez. Goûtez, rectifiez l'assaisonnement si nécessaire.

3 Déposez une feuille de laitue dans 2 bols, ajoutez le taboulé et parsemez de quelques olives noires. Dégustez avec du pain grec.

VOUS POUVEZ REMPLACER LE RIZ PAR DU BOULGOUR OU DE L'ORGE.

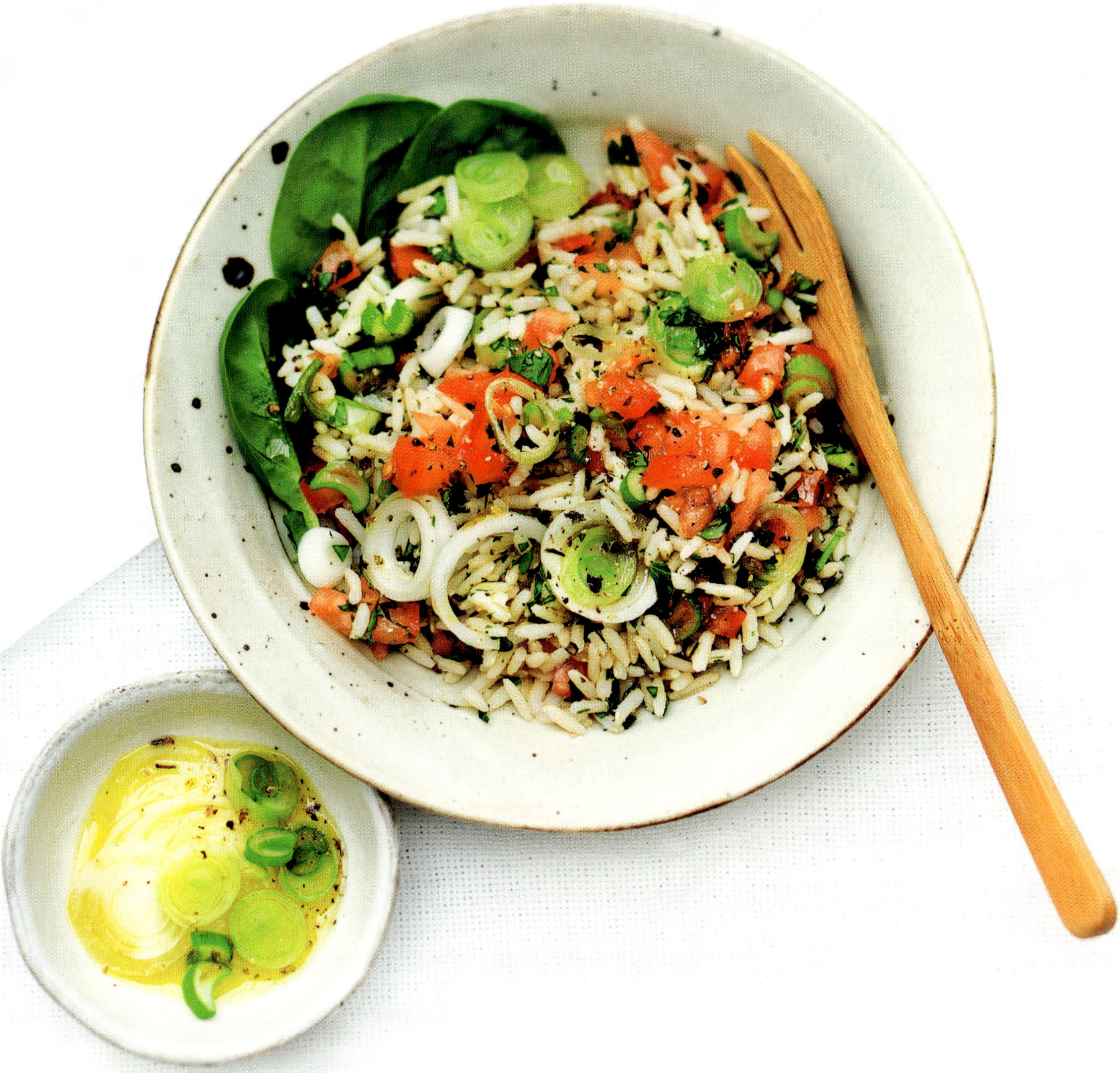

SALADE DE LENTILLES AUX POMMES, AMANDES, CITRON ET PERSIL

PRÉPARATION 10 MIN • **CUISSON** 20 À 25 MIN • **POUR** 2 PERSONNES

INGRÉDIENTS

Lentilles	125 g
Oignon rouge	1
Grosse pomme	1
Amandes blanches	8
Persil ciselé	4 c. à s.
Citron	1
Huile d'olive	3 c. à s.
Sel	
Poivre	

1 Rincez les lentilles sous l'eau claire et faites-les cuire dans une grande casserole d'eau salée pendant 20 à 25 min ou selon les indications du paquet. Égouttez-les et passez-les sous l'eau froide. Mettez-les dans un saladier.

2 Épluchez l'oignon rouge et coupez-le en lamelles fines. Coupez la pomme en petits cubes. Ajoutez les oignons, la pomme, les amandes et le persil ciselé aux lentilles. Pressez le citron et versez le jus dans le saladier, ainsi que 3 c. à s. d'huile d'olive. Salez et poivrez, goûtez et rectifiez l'assaisonnement si nécessaire. Dégustez bien frais.

AGRÉMENTEZ CETTE SALADE DE MORCEAUX DE POISSON FUMÉ ET DE DÉS DE FETA.

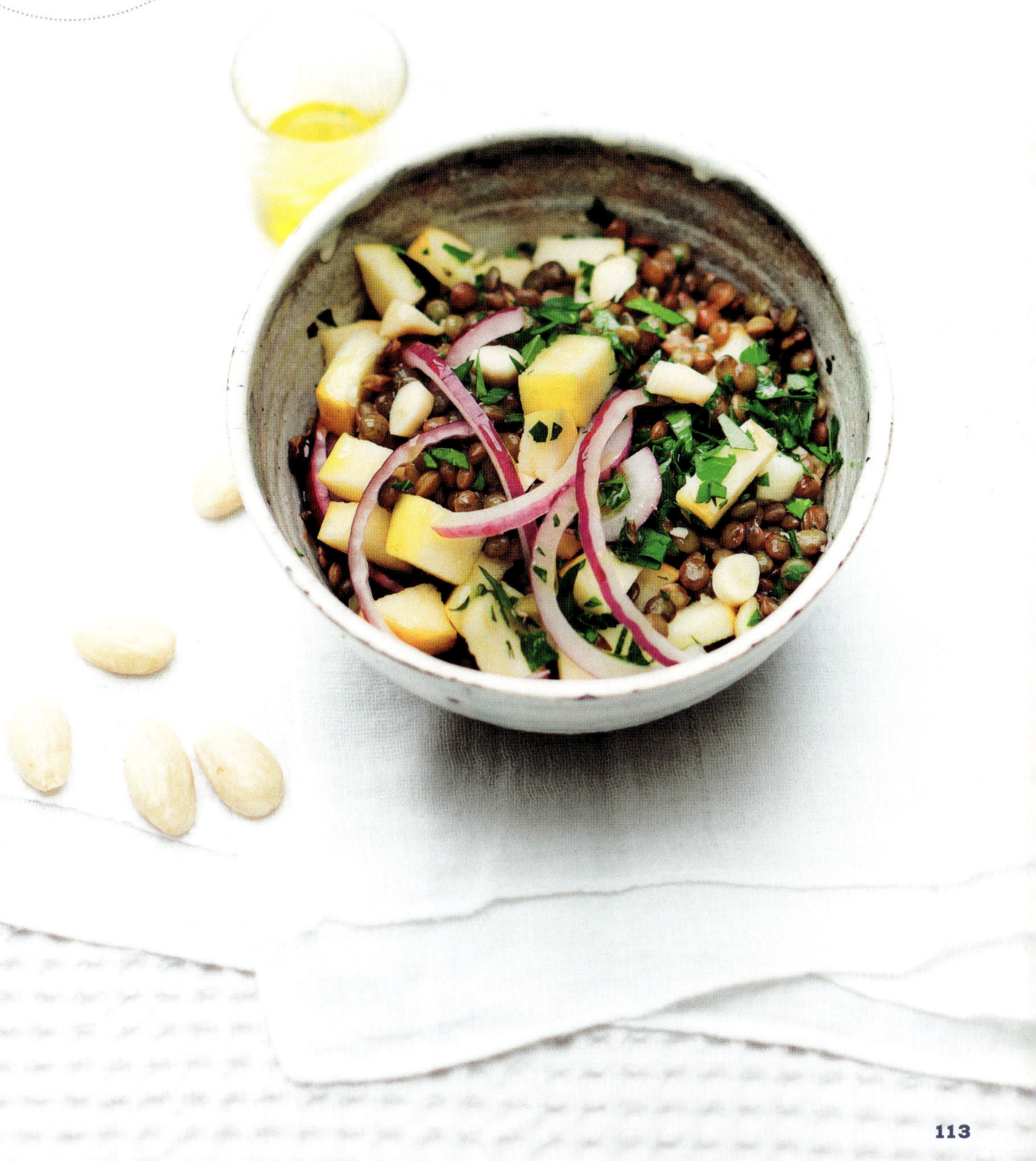

UN FRUIT EN GUISE DE DESSERT !

Un des secrets des Crétois pour garder la ligne et rester en bonne santé est qu'ils consomment très peu de produits sucrés. Après un bon repas complet équilibré, riche en fibres, en vitamines et en minéraux, ils continuent en prenant un fruit en guise de dessert !

QUEL EST **L'INTÉRÊT NUTRITIONNEL** DES FRUITS ?

› **Riches en eau**

Composés à 85 % d'eau.

Les fruits ont un rôle désaltérant et hydratant.

› **Riches en glucides**

Les fruits contiennent des glucides simples qui apportent de l'énergie, donc des calories. Attention, ils font partie d'une alimentation équilibrée, ils sont consommés par les Crétois en fin de repas, mais ne sont pas pour autant consommés à volonté ! Si vous consommez trop de glucides simples, vous risquez de favoriser un surpoids !

› **Riches en vitamines**

La vitamine C est la plus importante au niveau quantitatif. Les besoins en vitamine C sont de 110 mg par jour pour un adulte. Par exemple, une orange contient la moitié des besoins journaliers en vitamine C…

› **Riches en minéraux**

Les fruits représentent un apport intéressant en calcium, fort utile en cas de besoin augmenté comme chez la femme enceinte. Le potassium est souvent présent en grande quantité, ce qui donne au fruit des propriétés diurétiques et permet ainsi de diminuer les risques d'hypertension.

› **Riches en fibres**

Les fibres des fruits favorisent le transit intestinal et la sensation de satiété. Les fibres solubles permettent également de réguler l'absorption des graisses et donc de contrôler son poids.

› **Riches en antioxydants**

La présence de polyphénols, de flavonoïdes et de vitamine C fournit une alliance précieuse de composés antioxydants qui aident à lutter contre le vieillissement des cellules de votre organisme.

EXEMPLES D'APPORTS EN VITAMINE C DE QUELQUES FRUITS

Fruits	**Quantité de vitamine C / 100 g**
Citron	129
Kiwi	93
Cassis	181
Orange	57
Raisin	11
Pastèque	10
Fraise	67

EN PRATIQUE

Les Crétois consomment **un fruit à la fin de chaque repas**. Autant que possible, mangez les fruits **crus, entiers ou en salade de fruits**. Privilégiez des fruits de saison et, si vous n'avez pas de producteurs locaux auprès de qui vous fournir, achetez des fruits bio.

Faites attention, **n'oubliez pas qu'un verre de jus de fruits n'équivaut pas à un fruit entier !** Dans le jus de fruits, vous n'avez pas de fibres, peu de vitamines, peu d'antioxydants et le sucre est rapidement assimilé par l'organisme. Le jus de fruits augmente votre taux de sucre dans le sang et rassasie moins qu'un fruit entier !

LES FRUITS SECS

Les Crétois consomment également des **fruits secs**. Ils sont utilisés en **collation**, car ils sont pratiques à transporter, **et dans des préparations culinaires diverses**. Les principaux fruits secs sont **les pruneaux, les raisins, les abricots, les figues et les dattes**.

Attention, **pauvres en eau** (car séchés), ils sont un concentré de glucides simples, ce qui leur confère une haute valeur énergétique. À consommer donc **avec modération**. En revanche, ils sont aussi un concentré de minéraux, intéressant pour la santé.

EN CRÈTE, PAS DE PRODUITS INDUSTRIELS, **QUE DE LA CUISINE MAISON !**

Le secret de l'alimentation santé des Crétois tient dans le choix des aliments. Ils n'utilisent pas de produits industriels transformés et ne consomment pas de produits sucrés. Dans la société actuelle, la population a de plus en plus recours à ces produits industrialisés par manque de temps. Mais, c'est prouvé, une alimentation saine et bonne pour la santé passe par un choix d'aliments bruts riches en nutriments et une cuisine « faite maison ».

POURQUOI FAUT-IL ÉVITER DE CONSOMMER DES **PRODUITS INDUSTRIELS ?**

- La première raison est que **les aliments perdent leurs principaux intérêts nutritionnels** à cause du traitement chimique, thermique ou mécanique.
- La deuxième raison est qu'ils **contiennent de nombreux additifs, colorants, conservateurs**, souvent chimiques et qui, consommés en grande quantité, sont néfastes pour la santé.
- La troisième raison est que **les plats cuisinés vous imposent les quantités d'aliments** et contiennent souvent **trop de sel** !
- La quatrième raison est que les desserts contiennent toujours **trop de sucre** !

QUELLES SOLUTIONS POUR CUISINER CRÉTOIS ?

- **Faites les marchés** le week-end pour faire le plein de produits frais. Vous y trouverez des légumes et des fruits de saison, du poisson frais, des herbes aromatiques fraîches pour agrémenter vos plats. C'est aussi l'endroit idéal pour échanger avec le producteur ou le commerçant sur l'origine des produits. N'hésitez pas à lui demander des astuces de cuisson !
- Quand vous rentrez du marché, **lavez, découpez vos légumes** et placez-les dans des **sachets congélation « prêts à l'emploi ».** Vous pouvez les conserver au frigo ou au congélateur. Cela vous permet de gagner du temps et d'avoir toujours sous la main des légumes encore pourvus de leurs vitamines et minéraux.
- Organisez-vous et **préparez des plats à l'avance en plus grande quantité** pour avoir plusieurs repas d'avance. Cette organisation vous permettra de n'avoir qu'à assembler différents aliments déjà cuits. Soit pour faire une salade composée, soit pour consommer un plat complet en plusieurs repas.
- **Ajoutez de l'huile d'olive crue** sur tous vos plats, et évitez de la faire chauffer dans une poêle pour conserver tous ses bienfaits nutritionnels.
- Si vous avez un petit creux, **privilégiez un en-cas à base de produit laitier et de fruits** et éventuellement de fruits oléagineux. Par exemple, un *lassi* grec à la menthe accompagné d'un smoothie pleine forme, dont vous trouverez les recettes dans cet ouvrage.
- **Cuisinez avec des épices et des herbes aromatiques** pour éviter l'ajout de sel, qui favorise l'hypertension, et faire le plein d'antioxydants. Les épices en sont riches et donnent beaucoup de couleur et de goût à vos plats. Les herbes aromatiques sont également riches en antioxydants et en minéraux.

SORBET AVOCAT-CITRON

PRÉPARATION 10 MIN • **TURBINAGE** 25 MIN • **POUR** 4 PERSONNES

INGRÉDIENTS

Avocats crétois	6
Citrons	5
Miel au thym	4 c. à s.
Eau	20 cl

1. Épluchez les avocats et enlevez les noyaux. Mettez la chair dans la cuve d'un mixeur. Pressez les citrons et versez le jus dans le mixeur. Diluez le miel dans 2 c. à s. d'eau bouillante. Ajoutez l'eau et le miel dilué. Mixez jusqu'à obtenir une texture lisse et onctueuse.
2. Versez dans la sorbetière et laissez turbiner 25 min.
3. Dégustez aussitôt ou placez dans un bac au congélateur.

UTILISEZ DES CITRONS VERTS. VOUS POUVEZ AUSSI AJOUTER 2 GOUTTES D'HUILE ESSENTIELLE DE MENTHE.

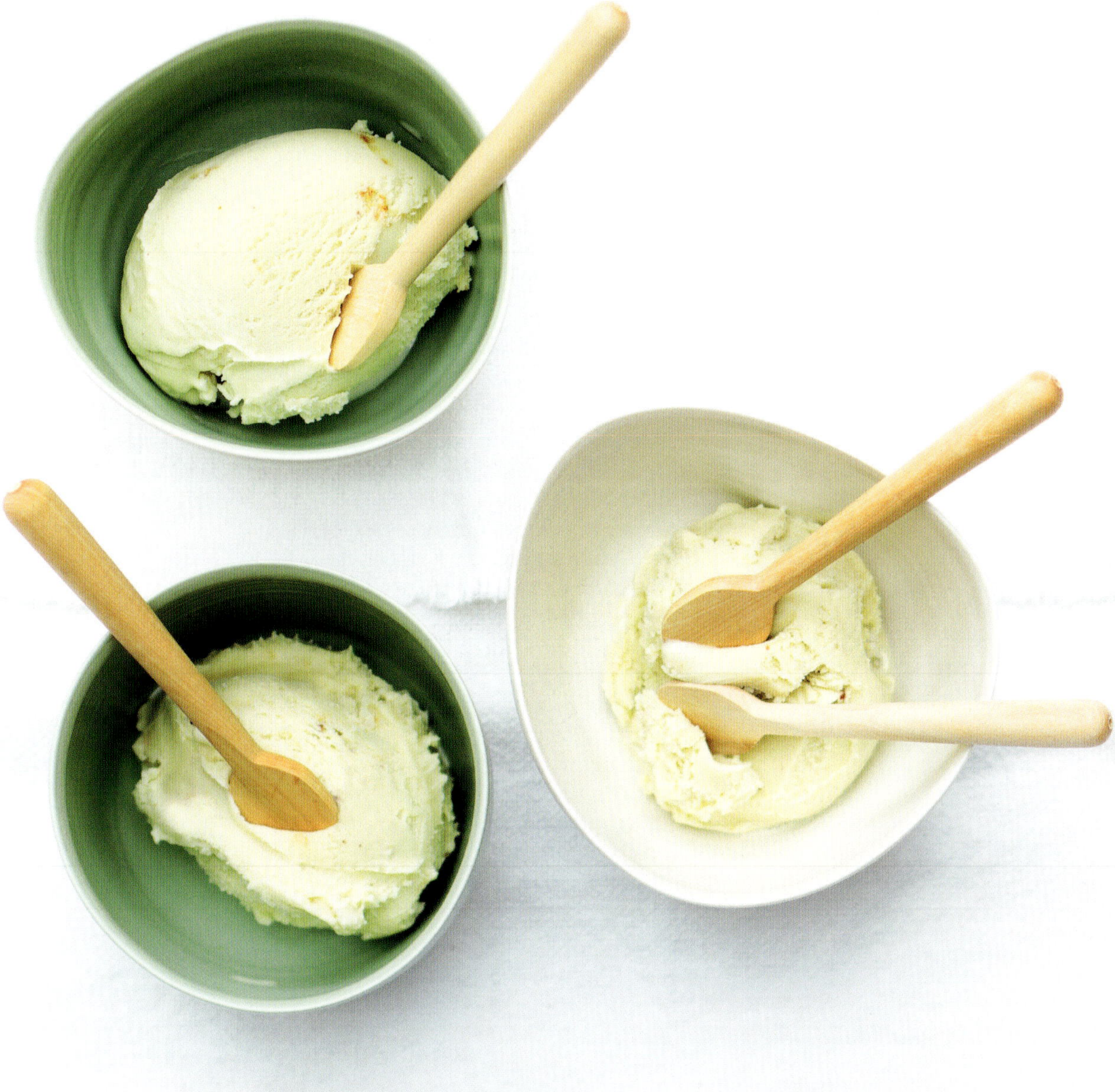

LASSI GREC À L'ORIGAN

PRÉPARATION 5 MIN • **POUR** 1 VERRE

INGRÉDIENTS

Faisselle de brebis..1
Eau filtrée de la faisselle ....½ pot
Menthe fraîche ciselée.............5 feuilles
Sel ....1 pincée
Glaçon..1

1 Versez tous les ingrédients dans un blender.
2 Mixez bien jusqu'à obtenir une mousse. Dégustez immédiatement.

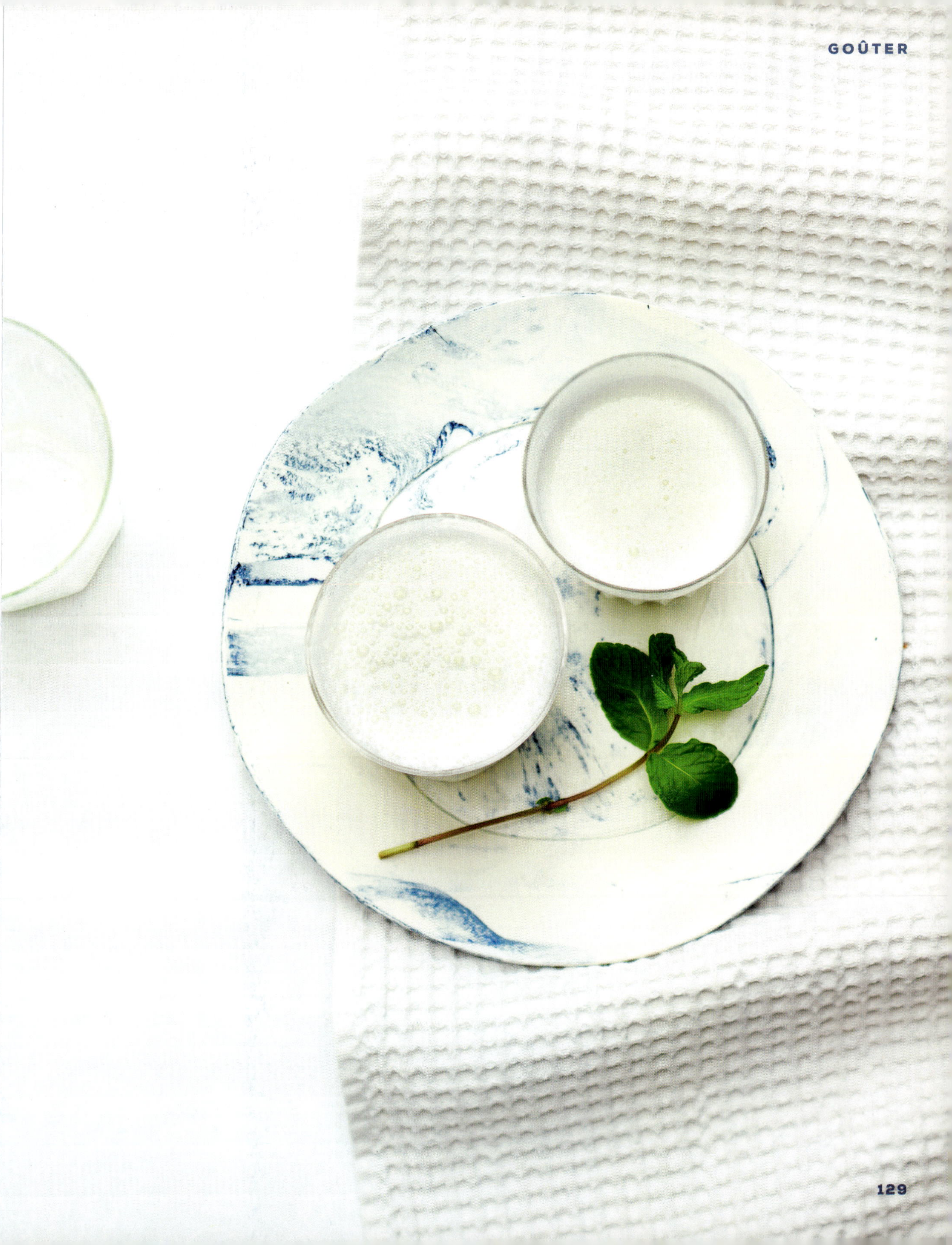

FIGUES AU MIEL, PISTACHES

PRÉPARATION 5 MIN • **CUISSON** 15 À 20 MIN • **POUR** 2 PERSONNES

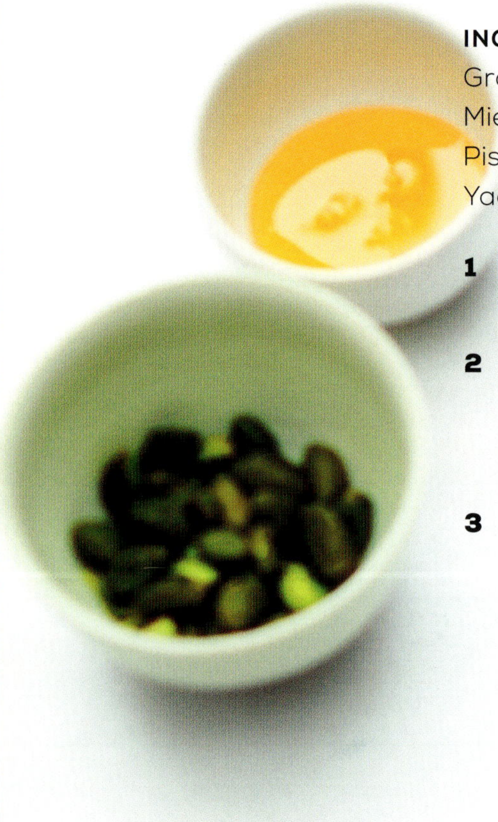

INGRÉDIENTS

Grosses figues.. 4
Miel ....1 c. à s.
Pistaches non salées .... 2 c. à s.
Yaourt grec..1

1 Préchauffez le four à 180 °C (th. 6). Lavez les figues et coupez-les en quatre.

2 Déposez les figues dans un petit plat à four. Ajoutez un filet de miel et parsemez de pistaches. Enfournez pour 15 à 20 min de cuisson.

3 Dégustez chaud à la sortie du four, nature ou avec 1 c. à s. de yaourt grec.

POUR UNE COLLATION PLUS CONSISTANTE, FOURREZ LES FIGUES AVEC DE LA PÂTE OU DE LA PURÉE D'AMANDES.

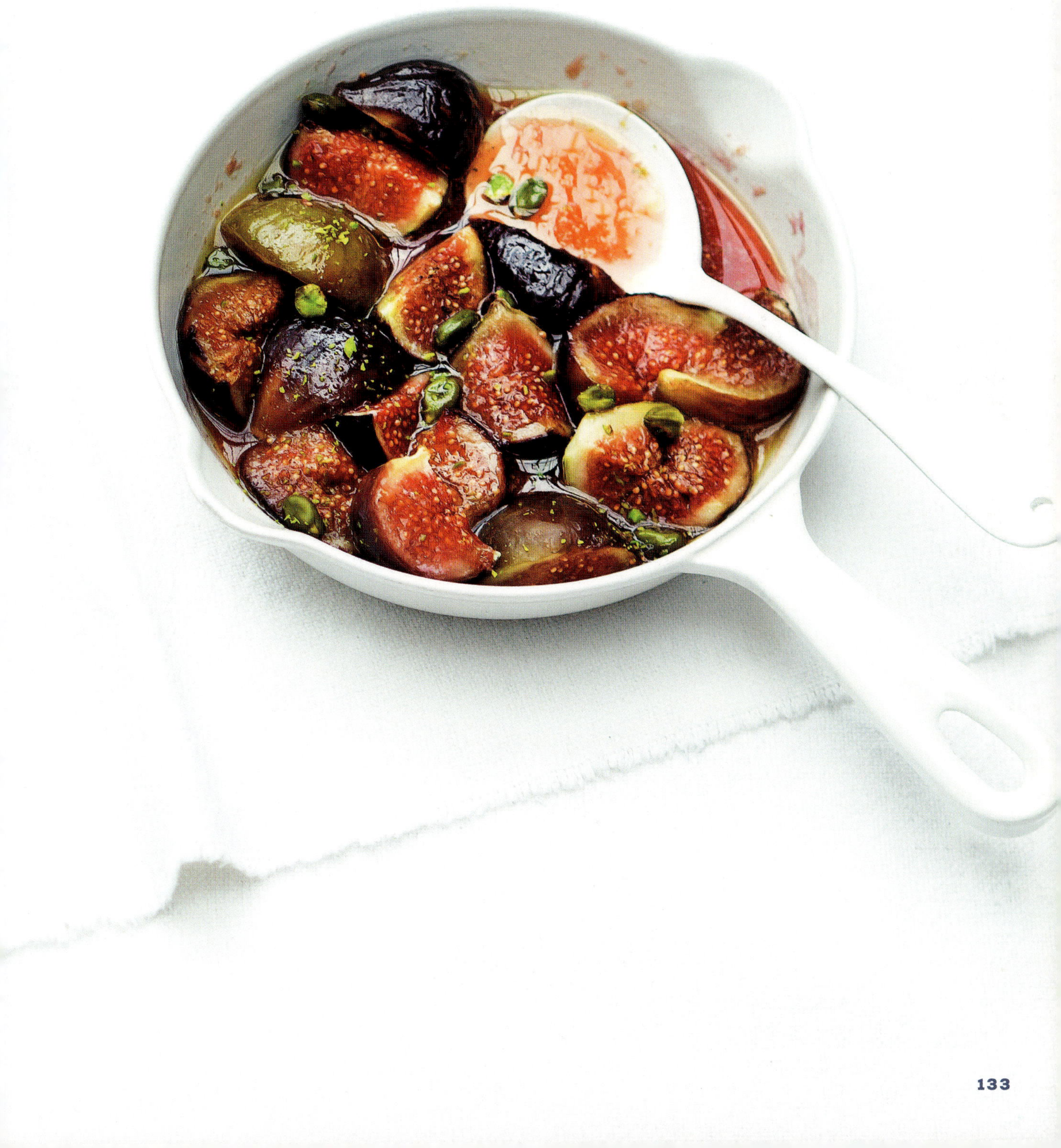

ZOOM SUR **L'HUILE D'OLIVE**

S'il y a bien un ingrédient que vous devez absolument avoir dans votre placard, c'est l'huile d'olive !

L'huile d'olive est un des piliers de la diète crétoise, dont les bénéfices pour la santé cardiovasculaire (AVC, hypertension, infarctus), contre le diabète et l'obésité ont été démontrés par de nombreuses études.

Elle est la principale matière grasse ajoutée par les Crétois pour l'assaisonnement comme pour la cuisson.

Attention, il ne suffit pas de consommer de l'huile d'olive pour être en meilleure santé ! Rappelons que le modèle alimentaire crétois repose sur plusieurs piliers dont une consommation importante de légumes, de légumineuses, de fruits et de fruits à coque, et une consommation limitée de produits laitiers, de viande et de matières grasses animales. C'est l'ensemble de ces éléments qui participeront à votre bonne santé !

QUELS SONT LES ATOUTS NUTRITIONNELS **DE L'HUILE D'OLIVE ?**

› Des oméga-9

L'huile d'olive est riche en acides gras mono-insaturés (acide oléique ou oméga-9). Ces derniers interviennent dans le **bon fonctionnement de l'organisme** et notamment pour **prévenir les maladies cardiovasculaires** et pour diminuer la cholestérolémie.

Selon l'Agence nationale de sécurité sanitaire de l'alimentation (ANSES), il est recommandé pour un adulte de consommer chaque jour 15 à 20 % d'oméga-9 relativement à l'apport énergétique total en lipides. Ce qui représente environ 45 g par jour.

› De la vitamine E

Sa richesse en vitamine E permet de **lutter contre le vieillissement des cellules** et du cerveau, et contribue au bon état des tissus en préservant la souplesse et l'hydratation de la peau.

› Des polyphénols et tocophérols (extraits de la vitamine E)

L'huile d'olive contient de nombreux polyphénols qui sont des **substances antioxydantes** produites par l'olive pour protéger les acides gras de l'oxydation. L'Autorité Européenne de Sécurité de l'Alimentation (EFSA) a même reconnu leurs effets bénéfiques qui « contribuent à la protection des lipides sanguins contre le stress oxydatif ».

La consommation d'huile d'olive quotidienne confère donc aux Crétois une protection de l'organisme.

› Idée reçue : l'huile d'olive est **moins grasse** que les autres huiles.

Faux ! Elles contiennent toutes 100 % de lipides. C'est la qualité des acides gras qui diffère.

ET LES OMÉGA-3 ?

Les lipides de notre organisme sont essentiels et ont un rôle structural majeur. En effet, ils **rentrent dans la constitution de nos cellules** et participent à de nombreux métabolismes et notamment dans le système immunitaire et inflammatoire.

Notre organisme a besoin d'oméga-9, mais également d'acides gras essentiels comme les oméga-3 et 6, que notre corps n'est pas capable de fabriquer. C'est donc notre alimentation qui les apporte.

L'huile d'olive ne contient pas les fameux oméga-3 qui ont un rôle protecteur pour la santé cardiovasculaire. Pour un parfait équilibre des acides gras, les Crétois consomment des oméga-3 avec les **poissons gras** (sardines, maquereaux) et les **plantes sauvages, comme le pourpier.**

Aucune huile n'est parfaite ! Vous pouvez également choisir de varier les huiles pour compléter vos apports en acides gras essentiels.

RAPPEL DES **DÉFINITIONS RÉGLEMENTAIRES** DE L'HUILE D'OLIVE

Selon le règlement 1019/2002 relatif aux normes de commercialisation de l'huile d'olive :

› **Huile d'olive « vierge extra » :** huile d'olive de catégorie supérieure obtenue directement des olives et uniquement par des procédés mécaniques.

› **Huile d'olive « vierge » :** huile d'olive obtenue directement des olives et uniquement par des procédés mécaniques.

› **Huile d'olive « composée d'huiles d'olive raffinées et d'huiles d'olive vierges » :** huile contenant exclusivement des huiles d'olive ayant subi un traitement de raffinage et des huiles obtenues directement des olives.

Depuis 2009, la mention de la provenance est obligatoire sur l'étiquette. Elle indique l'origine et le lieu de production. Mais il est interdit d'indiquer une région ou un département sauf dans le cas d'une appellation d'origine (AOP/IGP/AOP).

COMMENT CHOISIR SON HUILE D'OLIVE ?

› Privilégiez les produits bénéficiant d'une **appellation d'origine** (AOC/AOP/IGP) : c'est idéal pour garantir le lien entre le produit et son terroir.

› **Préférez l'huile d'olive « vierge » :** sa matière première est constituée de la pulpe et l'extraction est exclusivement mécanique.

› **Évitez le raffinage** et exigez une huile vierge de **première pression à froid** pour ses qualités nutritionnelles.

EN PRATIQUE

Dans le régime crétois, **l'huile d'olive doit constituer la base des apports en lipides :** l'idéal est d'en consommer **2 à 3 cuillerées à soupe par jour**.

Elle peut être utilisée **en assaisonnement mais également pour la cuisson,** car c'est une des seules huiles de première pression à froid à pouvoir être utilisée pour la cuisson.

Seule condition : **ne pas dépasser 180 °C** et ajouter les ingrédients à cuire sans tarder.

QUELLE HUILE **POUR QUELLE UTILISATION ?**

- **Huile d'olive vierge basique** (assemblage de plusieurs huiles de plusieurs régions) : idéale **pour la cuisson** car les arômes sont détruits au-delà de 70 °C.
- **Huile d'olive vierge extra :** idéale **pour l'assaisonnement.**
- **Attention !** Si votre huile fume, jetez-la et recommencez l'opération car elle devient toxique.

BIO OU PAS BIO ?

Choisir une huile certifiée « agriculture biologique » vous garantira l'absence de traitement chimique mais ne vous garantira pas une qualité gustative. Néanmoins, privilégier le « bio » permet d'être dans une démarche de respect de la nature en préservant l'environnement.

N.B. : globalement, les huiles conventionnelles affichent un taux de contamination par résidus assez bas par rapport à nombreux fruits et légumes.

DATE LIMITE

La mise en bouteilles, et non l'année de récolte, détermine la date optimale de consommation, la DDM (date de durabilité minimale). Elle est obligatoire et indique la durée pendant laquelle l'huile doit conserver toutes ses qualités (18 mois en général).

En pratique : **consommez votre huile au cours de son année de production** et dans les trois à quatre mois qui suivent l'ouverture de la bouteille.

CONSERVATION

À conserver dans un endroit frais et sec à l'abri de la lumière et de la chaleur car l'huile est sensible à l'oxydation et au rancissement.

D'ailleurs, les Crétois utilisent des huiliers (par exemple en grès) pour limiter le rancissement. Vous trouverez également des bouteilles en verre opaque, des bidons métalliques.

À SAVOIR

L'huile d'olive permettra à l'organisme d'assimiler le lycopène des tomates ! Alors n'hésitez pas à mettre un filet d'huile sur votre salade de tomates !

SALADE D'ORANGES À L'HUILE D'OLIVE

PRÉPARATION 10 MIN • **POUR** 2 PERSONNES

INGRÉDIENTS

Oranges	4
Huile d'olive fruitée	1 filet
Miel	1 trait

1. Épluchez les oranges en ôtant bien toute la partie blanche. Coupez-les en fines rondelles.
2. Déposez-les en rond sur un plat de service. Versez un filet d'huile d'olive et un trait de miel.

POUR UNE COLLATION SALÉE, PARSEMEZ D'AIL FRAIS COUPÉ EN PETITS MORCEAUX.

AJOUTEZ
1 PINCÉE
DE GINGEMBRE
FRAIS RÂPÉ.

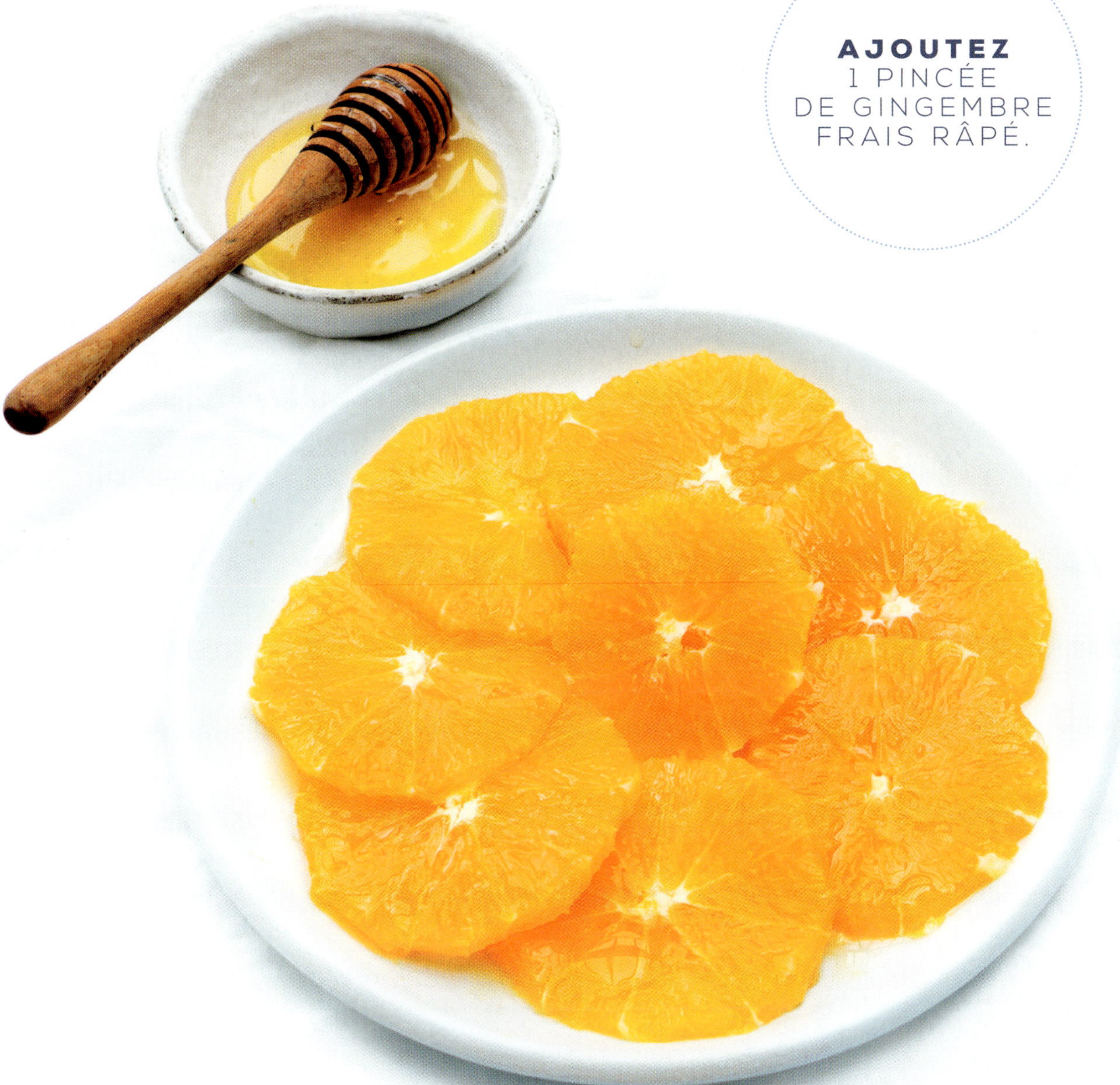

FRUITS POÊLÉS AU MIEL DE THYM, SAFRAN GREC

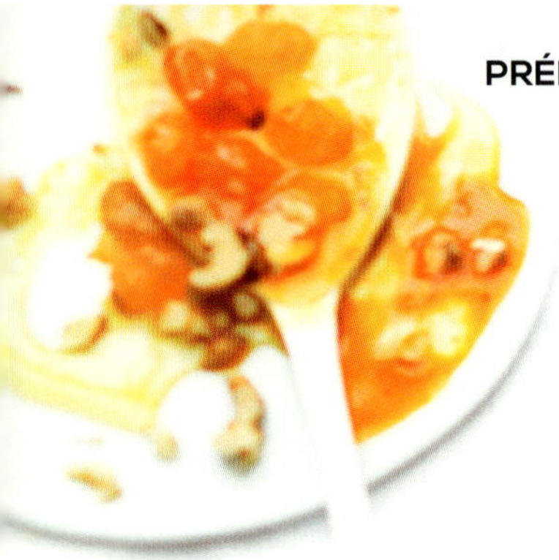

PRÉPARATION 5 MIN • **CUISSON** 10 MIN • **POUR** 2 PERSONNES

INGRÉDIENTS

Figues	4
Pommes	2
Miel de thym	2 c. à s.
Safran grec	1 pincée
Raisins secs	1 poignée
Noix	1 poignée

1 Lavez les fruits. Épluchez les pommes et coupez-les en morceaux. Coupez les figues en quartiers.

2 Faites chauffer un fond d'eau dans une poêle avec le miel. Laissez siroter quelques minutes et ajoutez le safran puis les fruits frais, les raisins secs et les noix. Mélangez et faites cuire maximum 10 min.

3 Dégustez tiède ou froid.

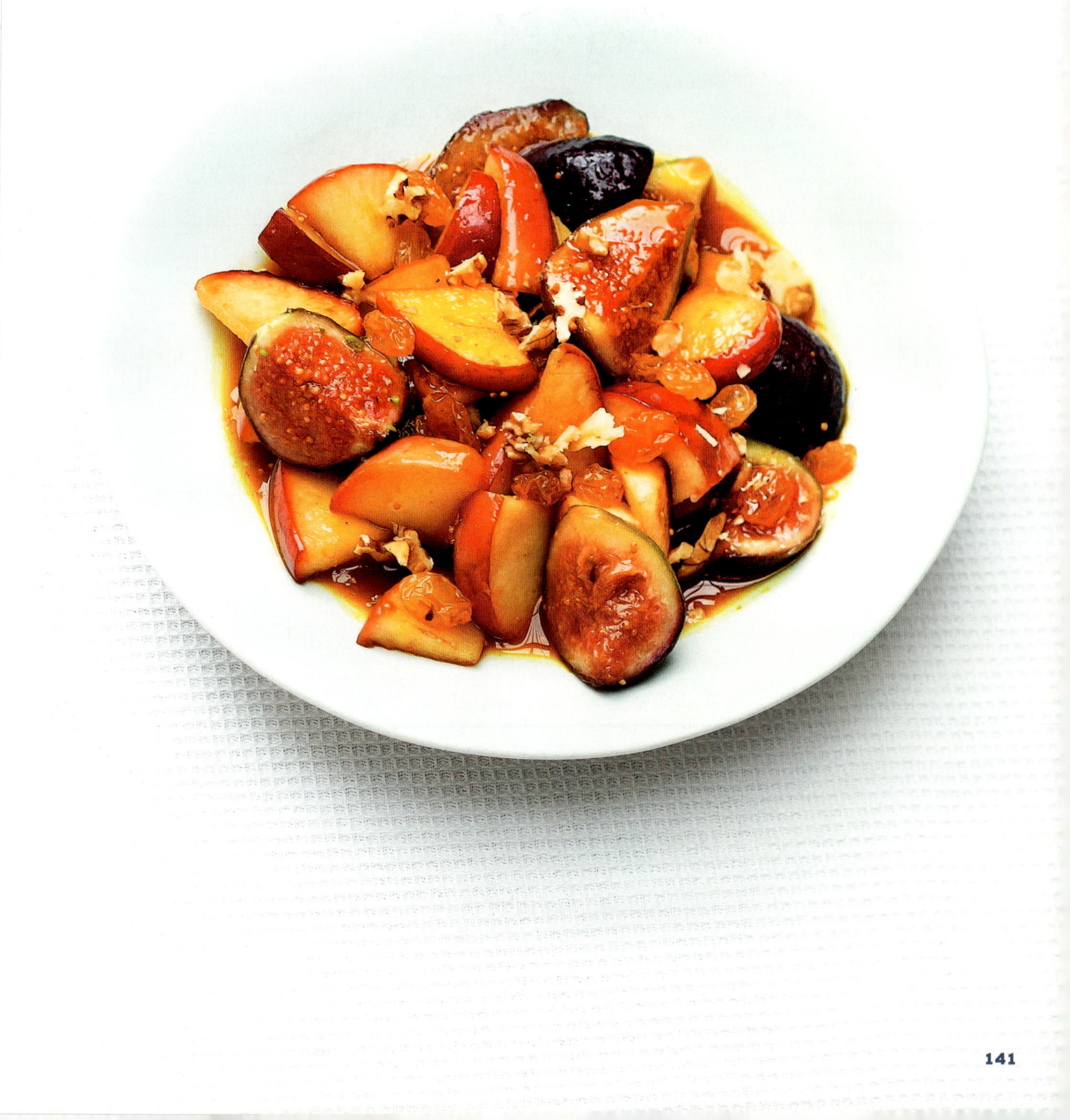

DÎNER

LE DÎNER CRÉTOIS : FRUGAL **ET VÉGÉTARIEN !**

Le dîner crétois doit être un repas assez léger pour favoriser un bon endormissement et une bonne nuit de récupération. Sur un modèle végétarien, les Crétois consomment le soir principalement des légumes, des céréales et des légumineuses, accompagnés d'huile d'olive.

Les Français ont bien souvent une organisation inverse. Ils prennent des repas légers le matin et le midi, et lorsqu'ils sont enfin rassemblés le soir, prennent un repas très complet et riche.

Rappelons que la digestion d'un repas équilibré nécessite un minimum de 3 heures. Si vous souhaitez bénéficier d'un sommeil réparateur, il faudrait vous endormir au moins 3 heures après le repas du soir. Alors, pour favoriser une digestion facile et un bon sommeil, adoptez le mode crétois pour votre dîner.

ALIMENTS À PRIVILÉGIER

› **Produits céréaliers :** riz complet, riz semi-complet, pâtes complètes, pâtes semi-complètes, pain complet, pain pita complet…

› **Légumineuses :** lentilles, pois chiches, haricots rouges, pois cassés, boulgour…

› **Matière grasse :** huile d'olive, olives noires, amandes, noisettes, noix, avocat…

› **Boisson :** eau.

› **Fruits et légumes :** en abondance et de saison !

› **Herbes aromatiques :** basilic, thym, persil, origan, menthe…

› **Produit laitier :** feta, fromage de brebis, yaourt au lait de brebis, fromage de chèvre…

Toutes les recettes proposées dans cet ouvrage mettent en avant les aliments les meilleurs du régime crétois !

ALIMENTS À ÉVITER

- **Produits laitiers :** yaourts au lait de vache, yaourts aux fruits, yaourts aromatisés, fromages blanc avec coulis…
- **Produits céréaliers :** pâtes blanches, riz blanc, pain baguette blanc…
- **Produits sucrés :** crèmes dessert, tarte aux pommes, glaces, biscuits, chocolat, boissons sucrées, sodas, jus de fruits…
- Tous les **aliments industriels et transformés**.

EN PRATIQUE

- **Prenez le temps** de manger, de mastiquer, de profiter de votre famille pendant le repas. Votre digestion n'en sera que facilitée ! SAVOUREZ !
- Le repas est un **moment de partage**, d'échange et de plaisir. Privilégiez une table pleine de couleurs, et de plats différents à base de végétaux.
- Pour les points clés du dîner crétois, **reportez-vous à la fiche déjeuner** et suivez les conseils indiqués dans celle-ci.

COMPOSITION DU **DÎNER CRÉTOIS**

Exemple de menu	**Intérêt nutritionnel**
Salade de pourpier et de noix	Vitamines C et E, minéraux comme le magnésium, le potassium ou le phosphore, fibres, oméga-3
Mélange de boulgour et de lentilles	Protéines végétales, énergie grâce aux glucides complexes, fibres, minéraux comme le zinc et le fer, vitamines du groupe B
Pain complet	Protéines végétales, glucides complexes, fibres
Fromage sec de chèvre	Calcium, protéines, vitamine D
Huile d'olive dans la salade	Oméga-9, vitamine E, polyphénols (antioxydants)
Fruit frais (figue, abricot, raisin…)	Vitamine C, fibres, minéraux comme le phosphore et le calcium, eau
Eau	Hydratation

POIVRONS GRILLÉS À LA FETA, BASILIC FRAIS ET *DAKOS*

PRÉPARATION 10 MIN • **CUISSON** 30 MIN • **POUR** 2 PERSONNES

INGRÉDIENTS

Poivrons rouges	2
Poivrons verts	2
Poivron jaune	1
Gousse d'ail	½
Feta	80 g
Basilic ciselé	2 c. à s.
Dakos	
Olives noires	
Huile d'olive	
Sel	
Poivre	

ENVIRON 10 MIN AVANT LA FIN DE LA CUISSON, VOUS POURREZ AJOUTER LA FETA SUR LES POIVRONS ET LA FAIRE GRILLER LÉGÈREMENT.

1 Préchauffez le four à 180 °C (th. 6). Pelez soigneusement les poivrons. Coupez-les en deux, enlevez les fibres et les pépins. Coupez-les ensuite en lanières et déposez-les dans un plat à four. Pelez l'ail et coupez-le en petits morceaux. Ajoutez-les sur les poivrons et versez un bon filet d'huile d'olive. Salez et poivrez. Enfournez pour 20 min de cuisson. Mélangez bien et enfournez à nouveau pour 10 min de cuisson. Les poivrons doivent être bien grillés et tendres.

2 Coupez la feta en lamelles ou en cubes.

3 Servez les poivrons tièdes ou froids, couvrez-les de feta et de basilic, et servez les olives et les *dakos* à côté. Poivrez et salez à nouveau selon vos goûts.

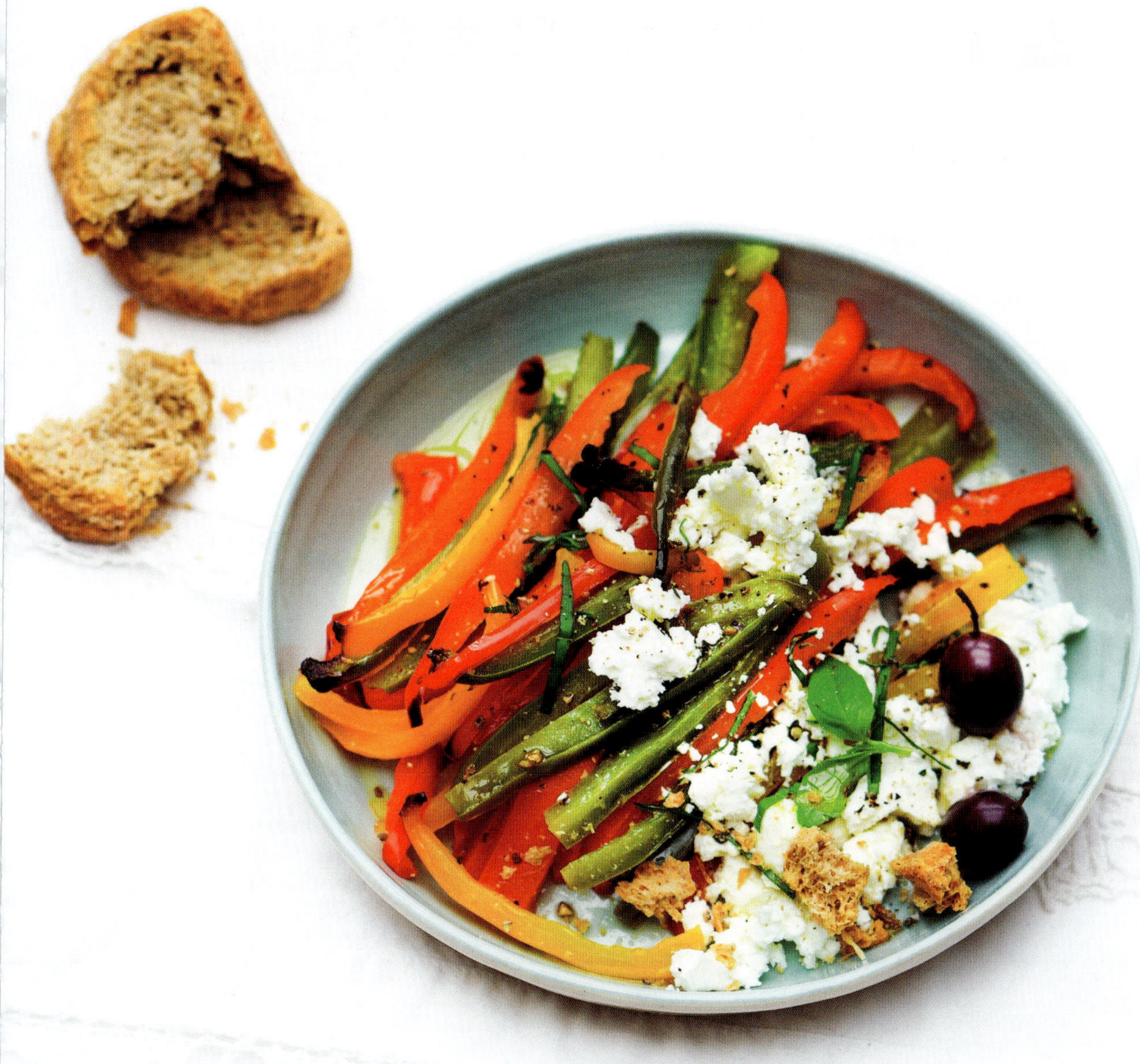

UNE ALIMENTATION RICHE EN **ANTIOXYDANTS**

Un des secrets des Crétois pour être en bonne santé et obtenir une bonne longévité est une alimentation riche en antioxydants. Des études ont démontré que la consommation d'aliments riches en antioxydants a des bienfaits sur la santé et participe à combattre certaines maladies. Les antioxydants sont des composants naturels des aliments qui vont être utilisés dans votre organisme pour combattre les radicaux libres et ainsi ralentir le vieillissement des cellules.

De nombreux facteurs extérieurs participent à aggraver le vieillissement cellulaire. Par exemple, la cigarette, l'exposition au soleil, la pollution, l'alcool, une alimentation déséquilibrée, les additifs alimentaires, les pesticides. C'est pourquoi, le mode de vie, allié à votre alimentation, est primordial. Il est donc essentiel de consommer régulièrement des antioxydants. Et ça, les Crétois l'ont bien compris !

LES RADICAUX LIBRES, QU'EST-CE QUE C'EST ?

Les radicaux libres sont des **molécules naturelles produites par l'organisme** dans un processus de métabolisme. De ce fait, ils sont utilisés par notre système immunitaire pour se défendre contre certaines bactéries et micro-organismes ou encore combattre une infection.

POURQUOI FAUT-IL SE PROTÉGER DES RADICAUX LIBRES ?

Parfois, ces molécules se multiplient de façon excessive. Et, comme pour beaucoup de choses, l'excès de radicaux libres dans l'organisme est **néfaste** pour la santé.

En effet, l'organisme est vite dépassé par un nombre trop important de radicaux libres et cela va endommager les cellules *via* un processus d'inflammation que l'on appelle le **« stress oxydatif »**.

Ce processus d'inflammation peut engendrer des problèmes de santé, et favoriser le développement de certaines maladies.

QUELLES SONT LES PRINCIPALES PATHOLOGIES ASSOCIÉES AU **STRESS OXYDATIF ?**

- Le vieillissement.
- Les problèmes liés au système cardio-vasculaire (hypertension, arrêt cardiaque…).
- Le diabète de type 2.
- Le cancer.
- Les maladies inflammatoires.

COMMENT SE PROTÉGER DES RADICAUX LIBRES ?

Les antioxydants permettent de combattre les effets néfastes des radicaux libres. Ils ont le pouvoir de diminuer ou de bloquer le stress oxydatif et sont naturellement fabriqués par notre organisme. Mais, pour apporter du renfort, il est important d'aller chercher également du côté des aliments qui en sont riches.

QUELS SONT LES ANTIOXYDANTS **FOURNIS PAR L'ALIMENTATION ?**

Les antioxydants les plus connus sont la **vitamine C**, la **vitamine E**, les **caroténoïdes** (bêtacarotènes, lycopène, lutéine, zéaxanthine), les **polyphénols** (flavonoïdes, catéchine, isoflavone, anthocyanes), les **glucosinolates** et les **oligoéléments**. Mais il existe encore plein d'autres substances complexes.

Les antioxydants se trouvent principalement dans les plantes, dans les fruits et légumes colorés, dans les aliments riches en bonnes graisses, dans les fibres…

- **Végétaux**

Oignon, baies, raisin noir, thé, brocoli, framboise, fraise, melon, pastèque, cassis, pêche, figue, peau d'aubergine, tomate, raisin blanc, épinard, pourpier, chou, asperge, citron, céleri, poivron rouge, mangue, papaye, pêche, agrumes, légumes verts, persil, peau des fruits, carotte, endive, poireau, cerise, prune…

- **Fruits et graines oléagineuses**

Noix, noisettes, amandes, noix du Brésil, graines de tournesol, graines de courge, graines de sésame, avocat, noix de pécan…

- **Super-aliments**

Grenade, graines de chia, brocoli…

- **Boissons**

Thé vert, thé blanc, café (à petite dose), tisane…

- **Vin rouge**
- **Épices**

Curcuma, gingembre, clou de girofle, cannelle, curry, cumin, noix muscade, paprika, poivre noir…

- **Herbes aromatiques**

Thym, origan, romarin, menthe poivrée, basilic, persil, sauge…

- **Céréales entières**

Pâtes complètes, pain complet, farines complètes, riz complet…

COMPOTÉE DE TOMATES ET POIVRON ROUGE, ORGE ET ORIGAN

PRÉPARATION 15 MIN • **CUISSON** 30 À 35 MIN • **POUR** 2 PERSONNES

INGRÉDIENTS

Poivrons rouges.......... 2
Oignon.......... 1
Tomates.......... 6
Origan.......... 1 c. à s.
Orge complète cuite.......... 50 g
Origan frais.......... 1 c. à s. + pour le service

Huile d'olive
Sel
Poivre

1 Épluchez les poivrons, coupez-les en deux. Enlevez les pépins et les fibres blanches. Coupez-les en lanières. Épluchez et ciselez l'oignon. Lavez et coupez les tomates en morceaux.

2 Versez un filet d'huile d'olive dans un faitout et faites-y blondir l'oignon. Ajoutez les poivrons, les tomates et l'origan. Laissez mijoter environ 30 min en mélangeant régulièrement. Quelques minutes avant la fin de la cuisson de la compotée, ajoutez l'orge complète.

3 Servez parsemé d'origan frais, avec un léger filet d'huile d'olive. Dégustez bien chaud.

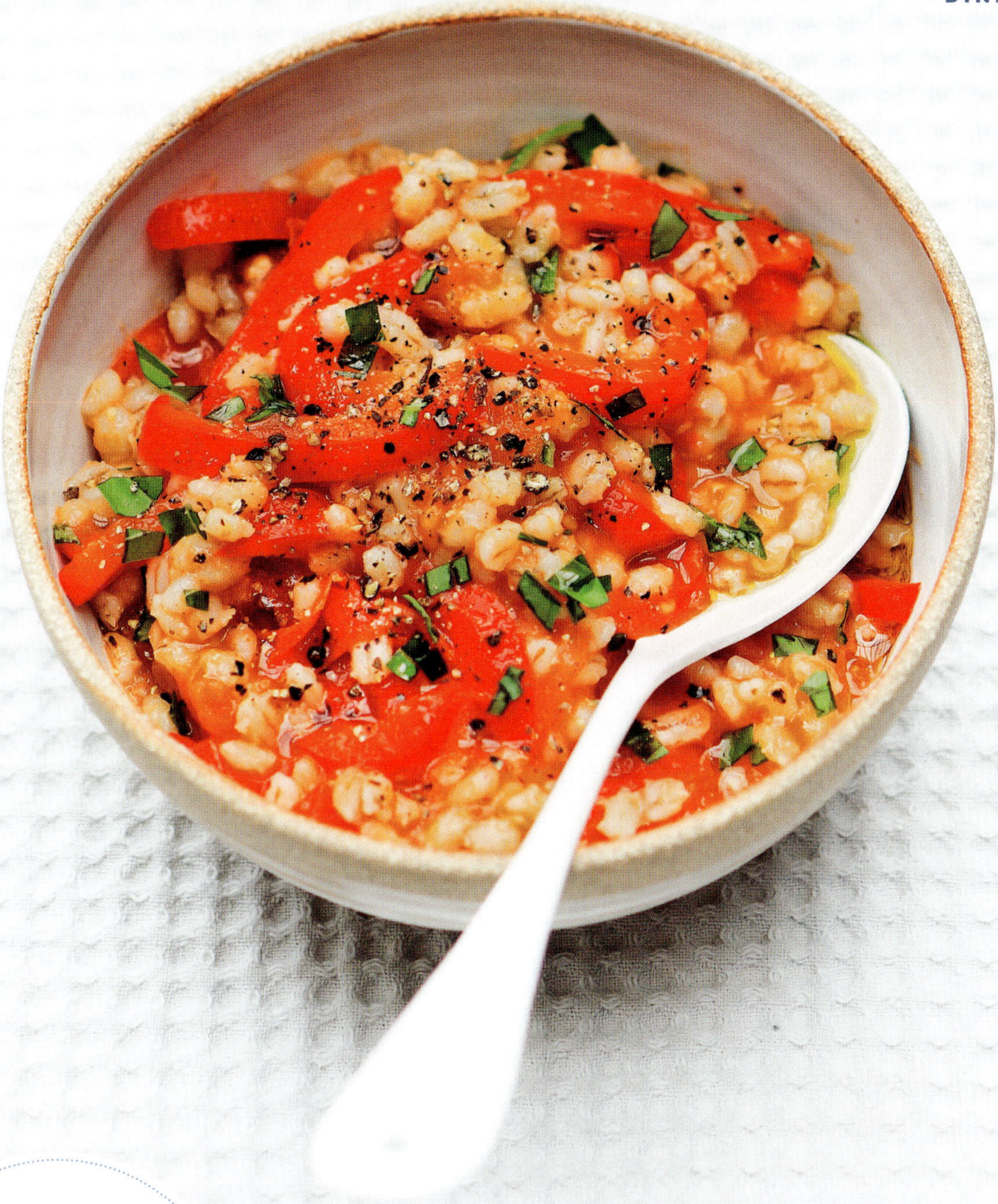

VOUS POUVEZ REMPLACER
L'ORIGAN PAR DU BASILIC ET L'ORGE PAR UN AUTRE FÉCULENT COMPLET.

RISOTTO DE *KRITHARAKI*

PRÉPARATION 10 MIN • **CUISSON** 15 À 20 MIN • **POUR** 2 PERSONNES

INGRÉDIENTS

Kritharaki (pâtes en forme de grains de riz)....150 g
Échalotes....2
Vin blanc....10 cl
Bouillon de légumes....50 cl
Origan....2 c. à s.
Noix concassées....2 c. à s.
Basilic frais ciselé....2 c. à s.
Huile d'olive
Poivre

1. Épluchez et émincez finement les échalotes.
2. Versez un filet d'huile d'olive dans une casserole et faites-y fondre les échalotes pendant 2 min. Ajoutez les *kritharaki*, mélangez bien. Déglacez avec le vin et laissez-le s'évaporer. Versez la moitié du bouillon et laissez cuire doucement jusqu'à ce qu'il soit absorbé, en mélangeant régulièrement. Ajoutez à nouveau du bouillon, parsemez d'origan et poivrez. Laissez cuire jusqu'à ce que le risotto soit moelleux et les pâtes cuites.
3. Dégustez bien chaud, ajoutez sur le dessus les noix concassées et le basilic frais.

PARFUMEZ LA PRÉPARATION AVEC DU SAFRAN, DU CERFEUIL, DU THYM OU DES CHAMPIGNONS.

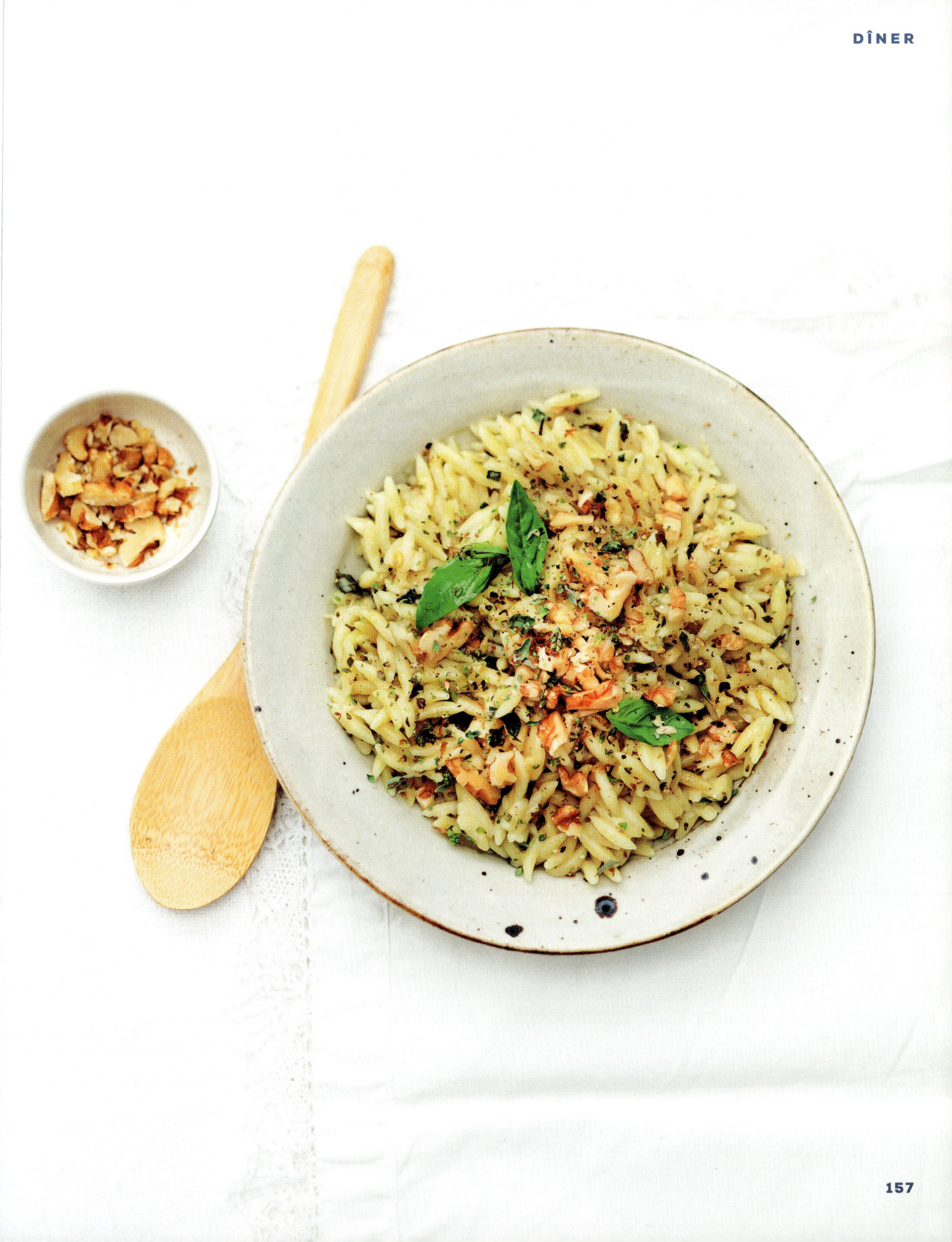

SALADE DE GROS HARICOTS BLANCS

PRÉPARATION 10 MIN • **CUISSON** 1 H • **REPOS** 1 NUIT • **POUR** 4 PERSONNES

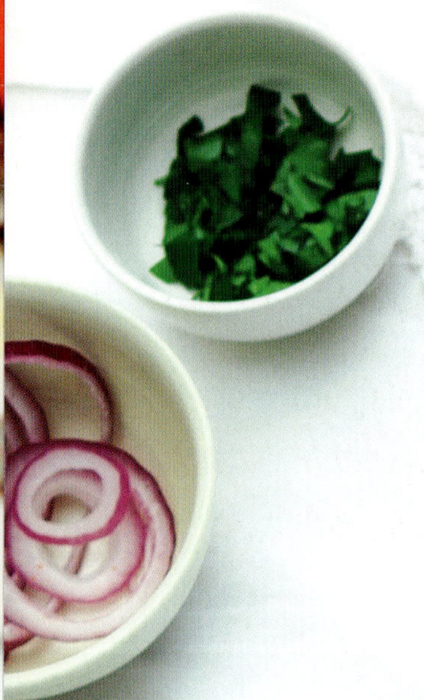

INGRÉDIENTS

Gros haricots blancs........................ 500 g
Thym.. 2 brins
Oignon rouge... 1
Gousse d'ail.. ½
Olives noires dénoyautées .... 50 g
Persil finement ciselé.................. 4 c. à s.
Huile d'olive
Sel
Poivre

1 La veille au soir, faites tremper les haricots dans une grande casserole d'eau. Le jour-même, égouttez-les, remettez-les dans la casserole, ajoutez le thym, couvrez bien d'eau et faites cuire environ 1 h ou selon les indications du paquet. Égouttez et laissez refroidir.

2 Épluchez et coupez l'oignon rouge en rondelles fines. Épluchez et ciselez l'ail.

3 Quand les haricots blancs sont froids, ajoutez les olives, les rondelles d'oignon rouge, l'ail et le persil. Salez, poivrez et ajoutez un bon filet d'huile d'olive. Mélangez et dégustez bien frais.

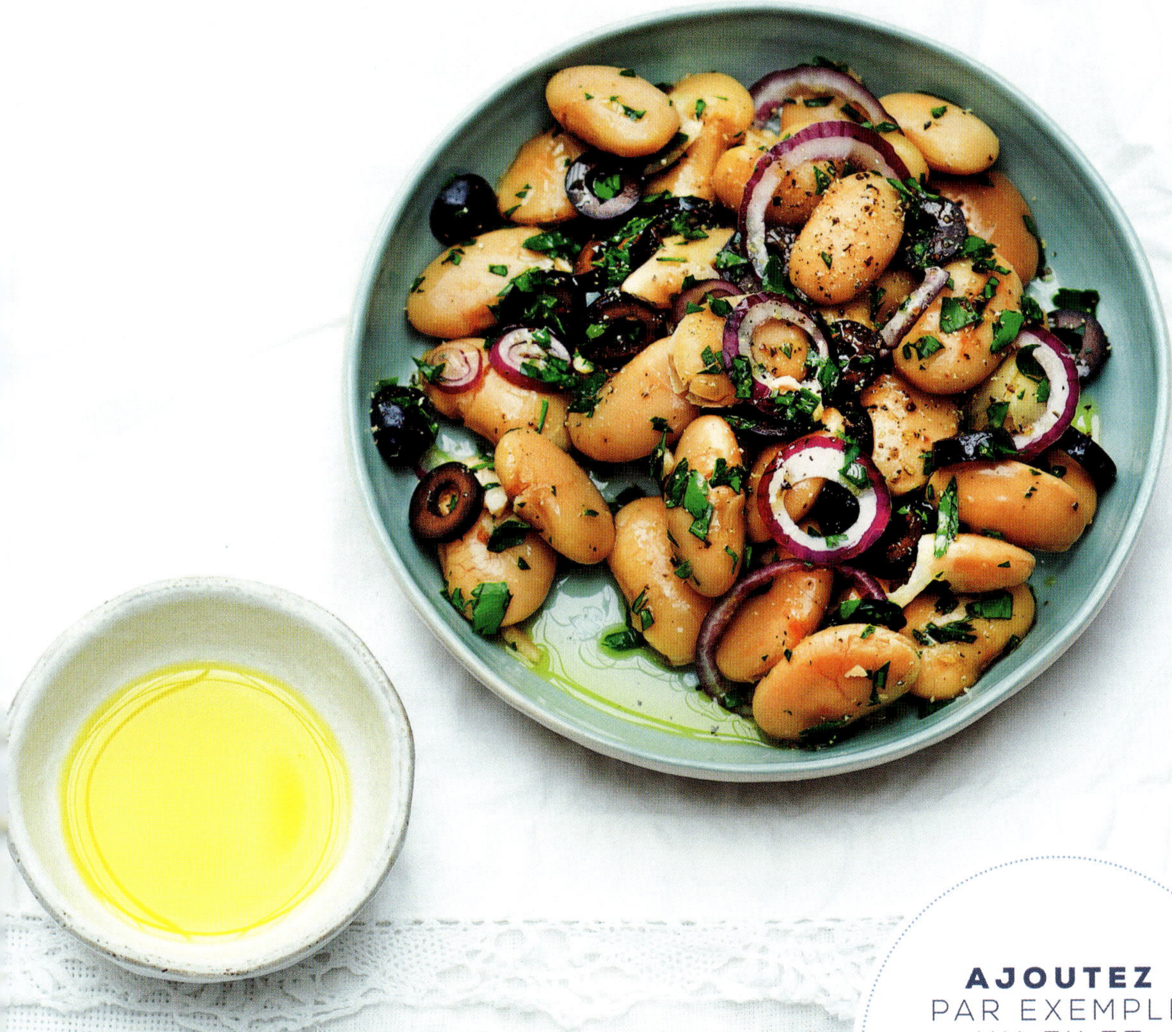

AJOUTEZ
PAR EXEMPLE UN FILET DE VINAIGRE POUR UN PEU D'ACIDITÉ.

GRATIN DE LÉGUMES D'ÉTÉ ET FETA DURE RÂPÉE

PRÉPARATION 30 MIN • **CUISSON** 40 À 45 MIN • **POUR** 6 PERSONNES

INGRÉDIENTS

Oignons	3
Gousses d'ail	2
Pommes de terre	500 g
Aubergines	2
Courgettes	3
Tomates	400 g
Poivron rouge	1
Thym	1 c. à s.
Origan	1 c. à s.
Basilic frais ciselé	2 c. à s.
Feta dure râpée	2 c. à s.
Huile d'olive	
Sel	
Poivre	

POUR PLUS DE GOURMANDISE, NAPPEZ LES LÉGUMES DE CRÈME DE FETA ET PARSEMEZ DE POUSSES DE SALADE.

1 Épluchez les oignons et émincez-les finement. Versez de l'huile dans une poêle et faites-y blondir les oignons puis réservez. Épluchez les gousses d'ail et coupez-les finement.

2 Lavez les pommes de terre, les aubergines, les courgettes et les tomates, et coupez-les en rondelles fines sans les éplucher. Si les aubergines sont grosses, coupez les rondelles en deux. Ouvrez le poivron en deux, retirez les pépins et les membranes blanches. Coupez-le en lanières.

3 Préchauffez le four à 180 °C (th. 6). Tapissez le fond du plat à four d'oignons. Ajoutez l'ail. Disposez les légumes serrés les uns contre les autres en les intercalant comme pour un tian. Versez un verre d'eau sur les légumes et arrosez-les d'un bon filet d'huile d'olive. Parsemez de thym et d'origan. Salez et poivrez. Enfournez pour 40 à 45 min de cuisson. Ajoutez un peu d'eau à mi-cuisson.

4 Saupoudrez de basilic frais et de feta râpée, dégustez bien chaud.

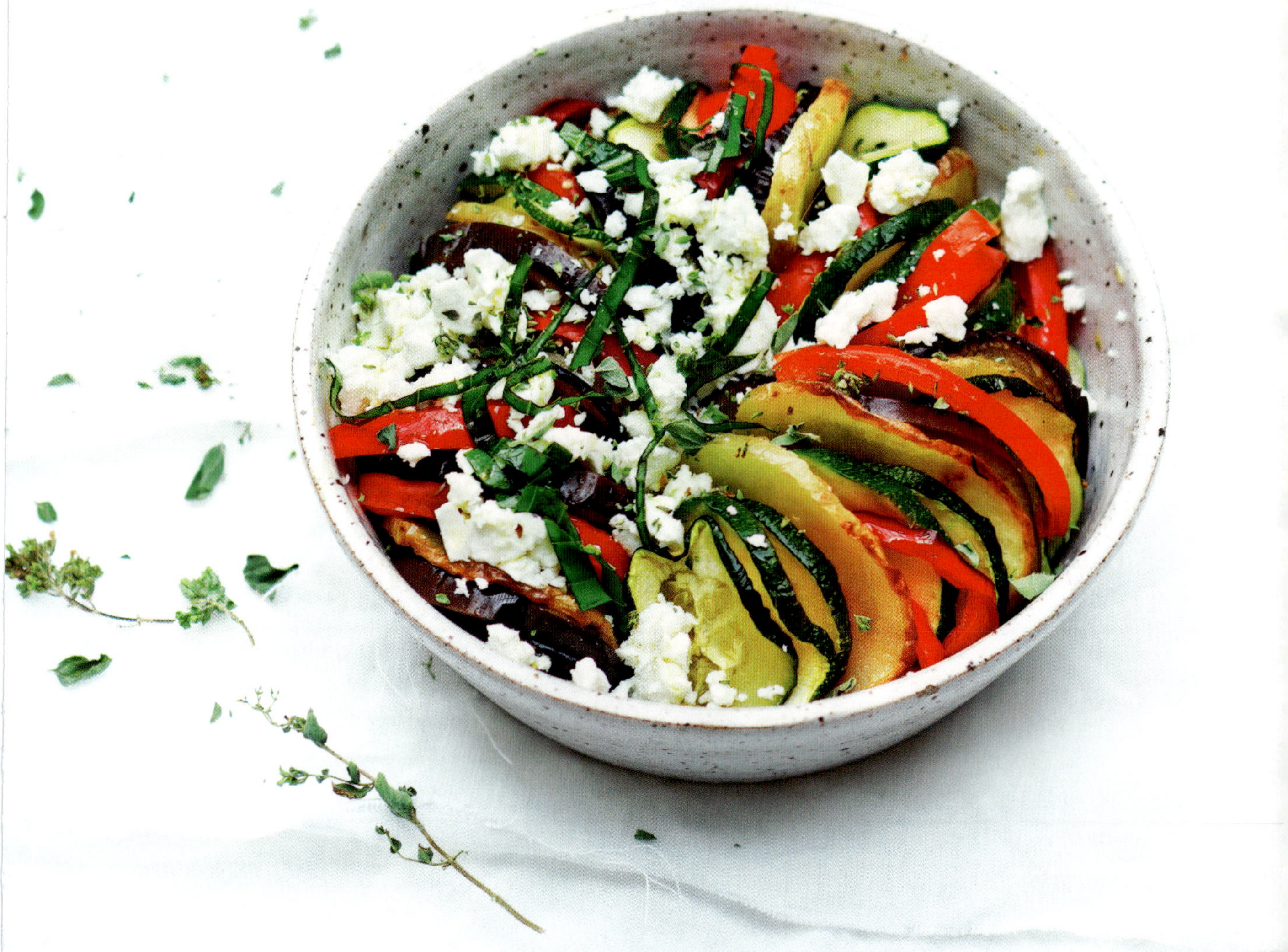

LÉGUMES FARCIS AU RIZ

PRÉPARATION 20 MIN • **CUISSON** 35 À 40 MIN • **POUR** 2 PERSONNES

INGRÉDIENTS

Poivrons verts	2
Riz rond	100 g
Tomate mûre	1
Oignon frais	1
Gousse d'ail	1
Passata (purée de tomates)	20 cl
Eau	10 cl
Jus de citron	5 cl
Origan frais	2 c. à s.
Huile d'olive	2 c. à s.
Poivre noir	
Sel	

1 Lavez les poivrons verts et coupez le chapeau. Évidez-les délicatement, enlevez les pépins et coupez les membranes.

2 Mettez le riz dans un bol. Coupez la tomate en petits morceaux au-dessus du bol pour garder le jus. Épluchez et hachez l'oignon et l'ail. Ajoutez-les au riz ainsi que 1 c. à s. d'origan frais, 1 bonne pincée de poivre et de sel. Mélangez. Versez le jus de citron et ajoutez l'huile d'olive. Mélangez bien. Farcissez les poivrons avec le mélange obtenu.

3 Placez les poivrons farcis dans un faitout et couvrez de *passata* et de 10 cl d'eau. Faites cuire à feu doux pendant 35 à 40 min. Ajoutez un peu d'eau en cours de cuisson pour ne pas que cela sèche ou accroche. Vérifiez que le riz soit bien cuit.

4 Servez bien chaud avec un peu d'origan frais.

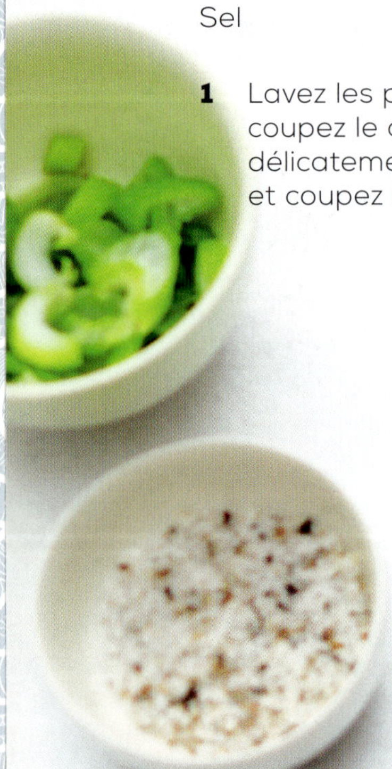

FARCISSEZ DES TOMATES, DES AUBERGINES… SUR LE MÊME PRINCIPE.

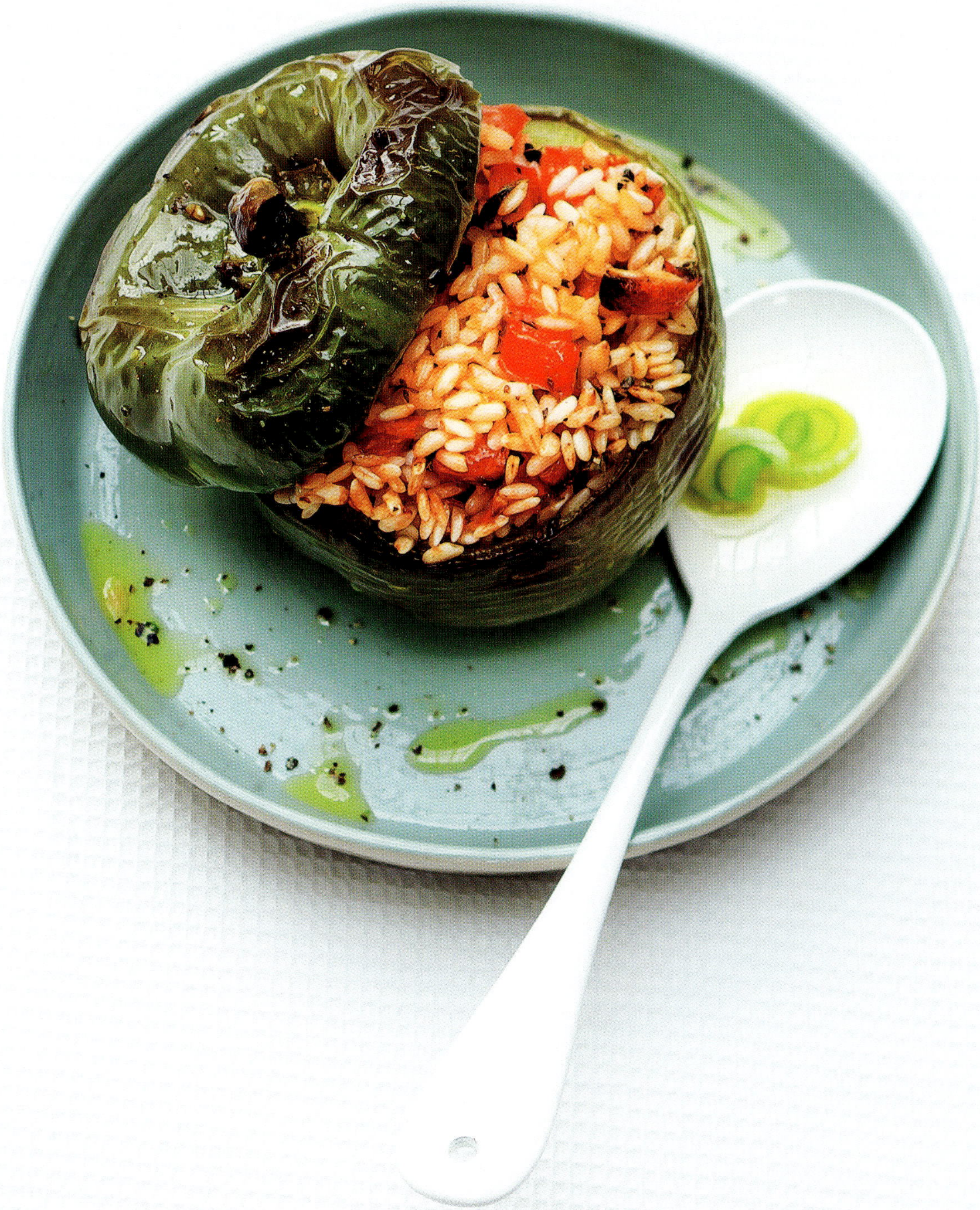

LES **LÉGUMINEUSES**

Les légumineuses font partie des aliments phares du régime crétois. Elles font partie des aliments santé. Les Crétois en consomment une à deux fois par semaine. C'est une bonne source de protéines et ont des propriétés antioxydantes. En effet, elles vous apportent du zinc et du sélénium, qui sont de puissants antioxydants.

QUELS SONT LES ATOUTS NUTRITIONNELS **DES LÉGUMINEUSES ?**

Avec **20 % de protéines en moyenne**, qui correspondent à la quantité moyenne contenue dans 100 g de viande, **on leur attribue volontiers la qualité de pouvoir remplacer les protéines animales. Mais attention, ce sont majoritairement des protéines végétales.**

Les protéines végétales sont **moins bien assimilées** par votre organisme car elles ne contiennent pas tous les acides aminés. Elles sont incomplètes. **Leur déficience en acides aminés soufrés** (cystéine, méthionine) **est facilement compensée par la consommation de céréales**. C'est la raison pour laquelle les Crétois consomment des légumineuses associées à des céréales complètes.

› À consommer lors d'un repas sur deux minimum ! De préférence en complément de céréales complètes.

Ces légumineuses représentent également **un apport très intéressant en fibres**. Elles favorisent la satiété et permettent d'améliorer le transit intestinal.

Elles sont aussi un excellent remède pour diminuer la tension artérielle et abaisser le mauvais cholestérol.

Riches en **vitamines et en minéraux** comme le potassium, le calcium et le magnésium, ainsi qu'en oligo-éléments comme le fer, elles sont un véritable atout santé !

Les légumineuses contiennent **peu de lipides**, contrairement à la viande ou même aux œufs.

Elles font partie du groupe des féculents car elles **contiennent des glucides complexes** qui fournissent de l'énergie et vous permettent d'**éviter les fringales**.

À SAVOIR

Les légumineuses vous **apportent des glucides complexes**, qui favorisent la satiété et le rassasiement.

QUELLES LÉGUMINEUSES ?

Les principales légumineuses consommées par les Crétois sont les **haricots en grains, les lentilles, les pois chiches, les pois cassés** et **les fèves**.

QUELLE **FRÉQUENCE ?**

Elles se substituent aux protéines animales dans un repas sur deux.

COMMENT LES PRÉPARER ?

Afin d'éviter les désagréments tels que les flatulences, que l'on attribue souvent aux légumes secs, il est recommandé de **les faire cuire lentement et longtemps, après les avoir préalablement blanchis**. Afin d'améliorer encore leur tolérance, on peut les consommer en purée ou en potage.

Pour les préparer, il faut les faire tremper 12 heures, surtout pour les haricots et les pois. Ce n'est pas nécessaire pour les lentilles.

ZOOM SUR **LES POIS CHICHES**

Ils contiennent des protéines, des fibres, du potassium, du magnésium, des sels minéraux, de la vitamine D. **Attention à bien les faire tremper plus de 12 h avant de les faire cuire 2 h.**

Intérêt nutritionnel : le pois chiche est un aliment très calorique mais qui, une fois réhydraté et gorgé d'eau, voit sa valeur énergétique réduite des deux tiers et n'excède que rarement 180 kcal/portion. Il possède l'un des index glycémiques les plus bas, en raison des glucides complexes qu'il contient.

ZOOM SUR **LES LENTILLES**

Elles contiennent du fer, des sels minéraux, des fibres, des vitamines B6 et B9 et du phosphore. Elles facilitent le transit intestinal, sont faciles à digérer et bénéfiques en cas d'anémie. **Il ne faut pas les faire tremper et ne pas les faire cuire trop longtemps.**

Intérêt nutritionnel : les lentilles ont un index glycémique très bas, et sont composées de glucides complexes. On note un bon apport en calcium, dont l'absorption sera augmentée grâce au phosphore, lui aussi présent en bonne quantité.

VELOUTÉ DE TOMATES, LENTILLES ET POIS CHICHES

PRÉPARATION 10 MIN • **CUISSON** 20 MIN • **POUR** 4 PERSONNES

INGRÉDIENTS

Gousse d'ail	1
Lentilles	130 g
Paprika	1 c. à c.
Tomates	6
Pois chiches en bocal	300 g
Persil ciselé	4 c. à s. + pour le service

Huile d'olive

Sel

Poivre

1 Épluchez et ciselez l'ail. Versez un filet d'huile d'olive dans une cocotte et faites-y revenir l'ail. Rincez les lentilles sous l'eau claire et ajoutez-les dans la cocotte. Mélangez et saupoudrez de paprika. Ajoutez le persil. Rincez les pois chiches à l'eau claire et réservez-en quelques-uns pour la décoration. Lavez les tomates et coupez-les en quartiers. Ajoutez-les ainsi que les pois chiches dans la cocotte. Couvrez d'eau et portez à ébullition. Laissez mijoter environ 20 min.

2 Mixez en velouté. Ajoutez les pois chiches restants et quelques brins de persil. Salez et poivrez à nouveau si nécessaire. Ajoutez un trait d'huile d'olive et dégustez bien chaud.

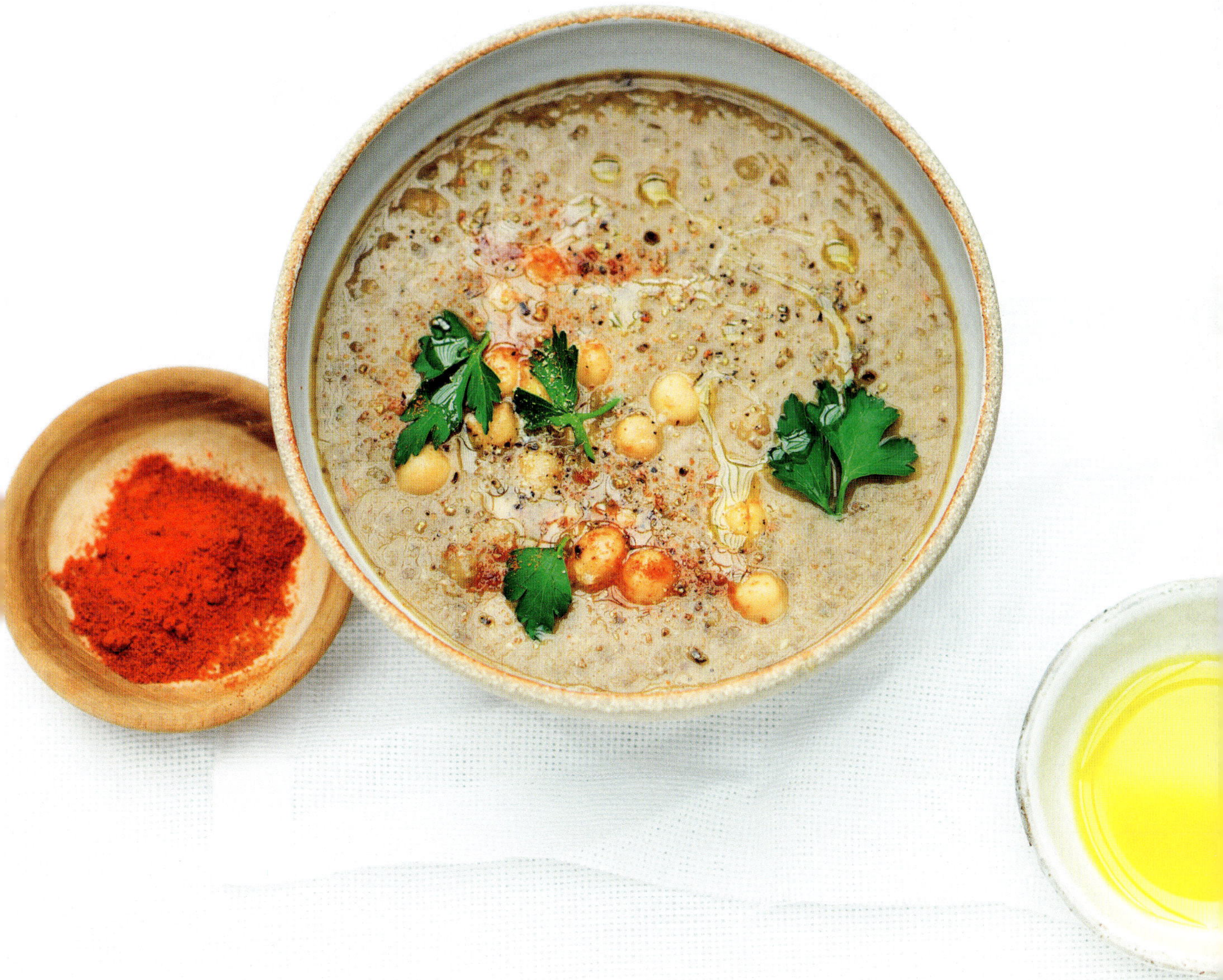

MINESTRONE DE LÉGUMES À L'ORIGAN

PRÉPARATION 10 MIN • **CUISSON** 25 À 30 MIN • **POUR** 4 PERSONNES

INGRÉDIENTS

Petits poireaux.......... 2
Carottes.......... 3
Céleri.......... 1 branche
Haricots blancs.......... 1 boîte (400 g)
Tomates.......... 4
Concentré de tomates.......... 1 c. à s.
Gousse d'ail.......... 1
Oignon.......... 1
Origan.......... 2 c. à s.
Persil ciselé.......... 2 c. à s.
Sel
Poivre

1. Lavez les légumes. Émincez les poireaux, coupez les carottes et la branche de céleri en rondelles. Rincez les haricots blancs sous l'eau claire. Coupez les tomates en morceaux.
2. Mettez le tout dans un faitout. Ajoutez le concentré de tomates. Épluchez et ciselez l'ail et l'oignon. Ajoutez-les ainsi que l'origan et le persil ciselé dans le faitout. Salez et poivrez. Couvrez d'eau, portez à ébullition et laissez mijoter 25 à 30 min. Dégustez bien chaud.

REMPLACEZ
SI VOUS LE SOUHAITEZ LES HARICOTS BLANCS PAR DES POMMES DE TERRE OU DES LENTILLES.

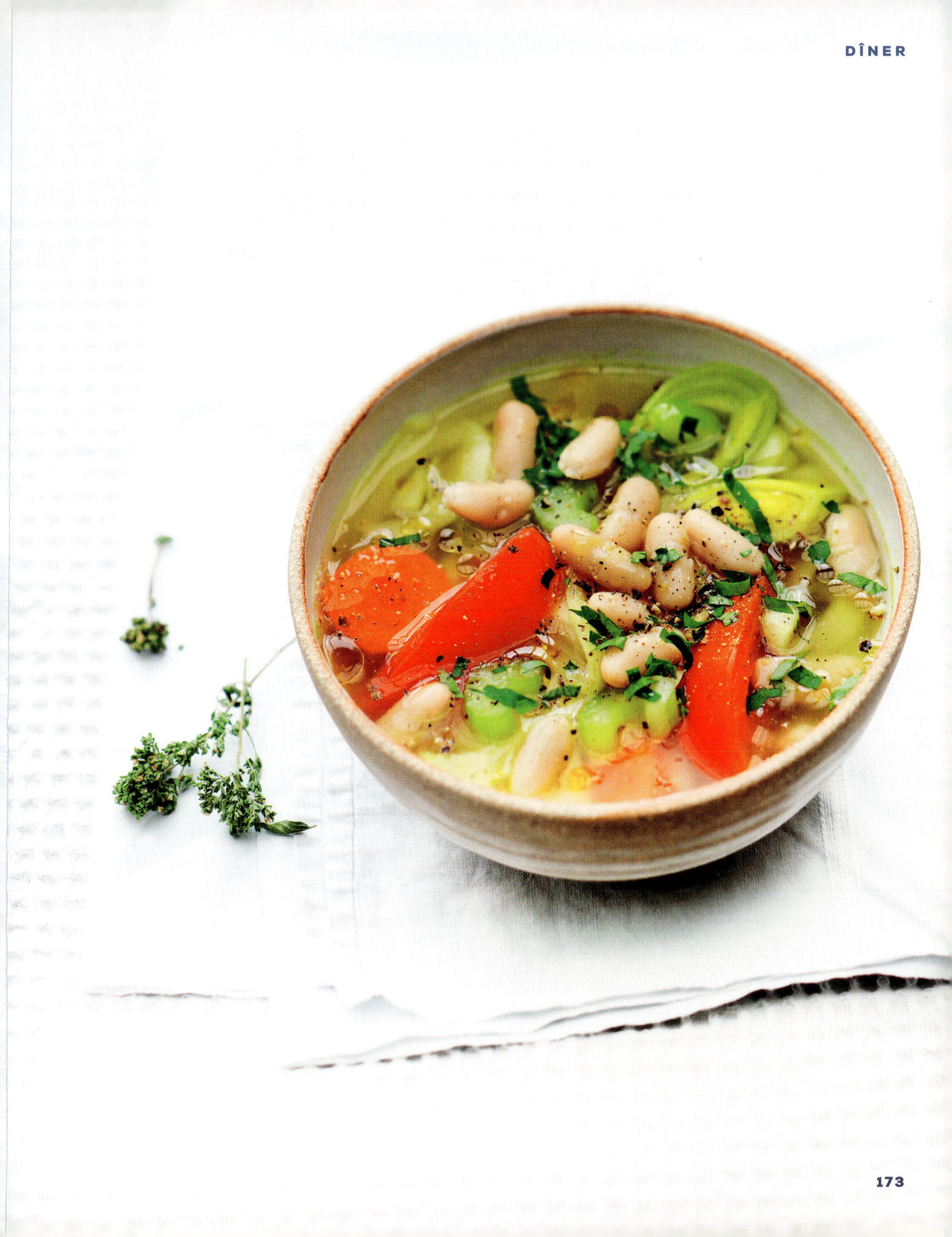

SOUPE DE *TRACANAS*

PRÉPARATION 5 MIN • **CUISSON** 25 À 30 MIN • **POUR** 4 PERSONNES

INGRÉDIENTS

Tracanas (petites pâtes similaires au boulgour).................400 g
Bouillon de légumes....................1 cube
Persil ciselé....................2 c. à s.
Huile d'olive
Sel
Poivre

1 Portez à ébullition une grande casserole d'eau (2 l). Mettez-y le cube de bouillon et faites-le fondre. Ajoutez les *tracanas* et laissez mijoter 25 à 30 min.

2 Versez avec le bouillon dans des bols ou des assiettes creuses, ajoutez un trait d'huile d'olive et parsemez de persil frais. Salez et poivrez si nécessaire, dégustez bien chaud.

REMPLACEZ
LE PERSIL
PAR DU CERFEUIL,
DE L'ANETH,
DU BASILIC,
DE L'ORIGAN...
EN FONCTION
DE VOS GOÛTS.

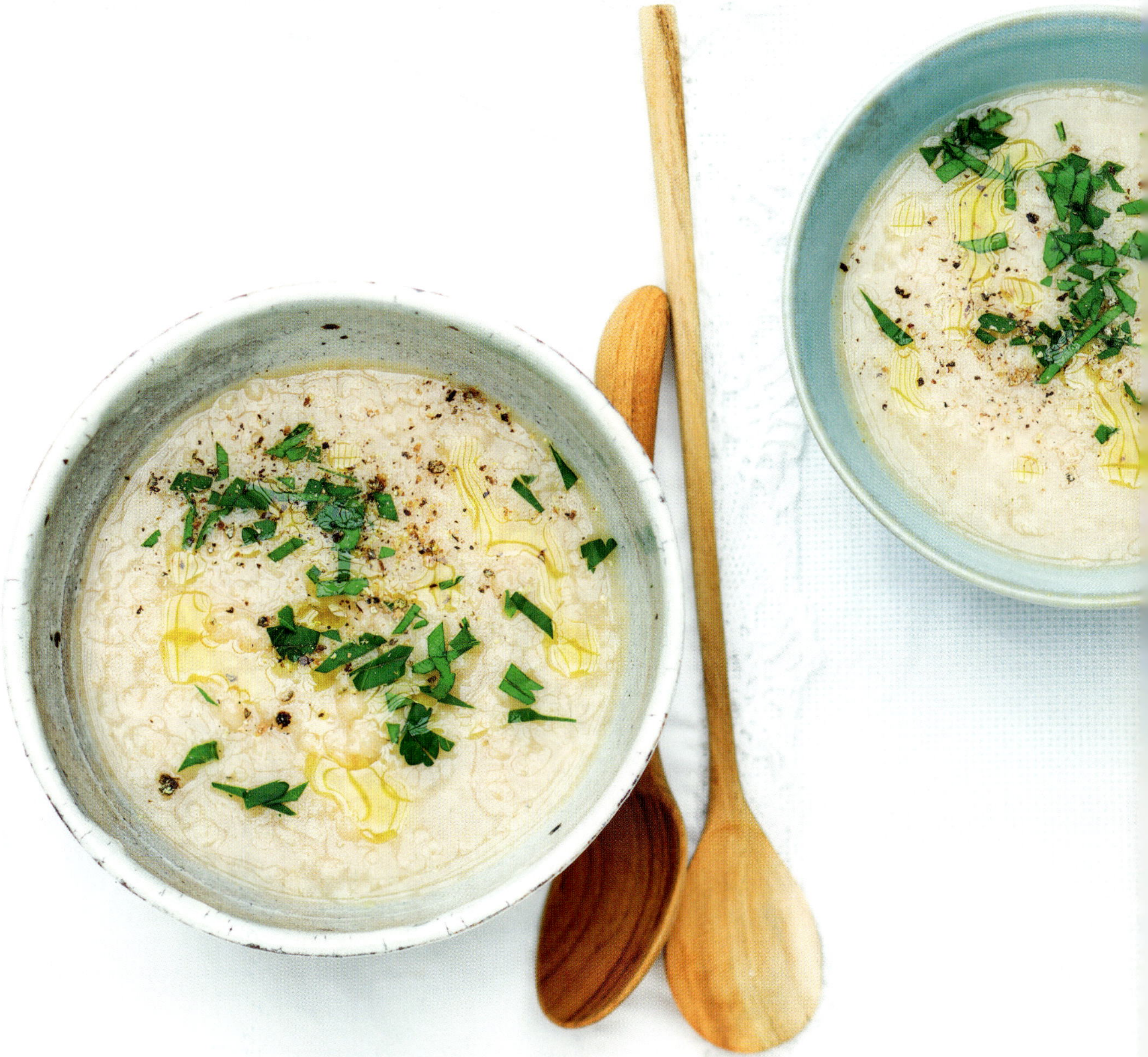

SOUPE *AVGOLEMONO*

PRÉPARATION 10 MIN • **CUISSON** 15 MIN • **POUR** 3 PERSONNES

INGRÉDIENTS

Bouillon de volaille.................................1,5 l
Riz rond...110 g
Œufs extra-frais...3
Eau glacée ....1 c. à s.
Citrons..2
Persil ciselé......................................2 c. à s.
Sel
Poivre

1 Versez le bouillon de volaille dans une grande casserole et portez à ébullition. Ajoutez le riz et laissez mijoter 15 min.

2 Pressez 1 citron et tranchez l'autre en rondelles. Cassez les œufs dans un bol et battez-les en omelette à la fourchette. Ajoutez l'eau glacée et le jus de citron. Fouettez bien, incorporez 1 louche de bouillon de volaille et fouettez à nouveau. Incorporez petit à petit le bouillon de la même façon, puis versez cette préparation dans le riz.

3 Servez dans des bols, salez et poivrez, ajoutez 1 rondelle de citron et parsemez de persil ciselé.

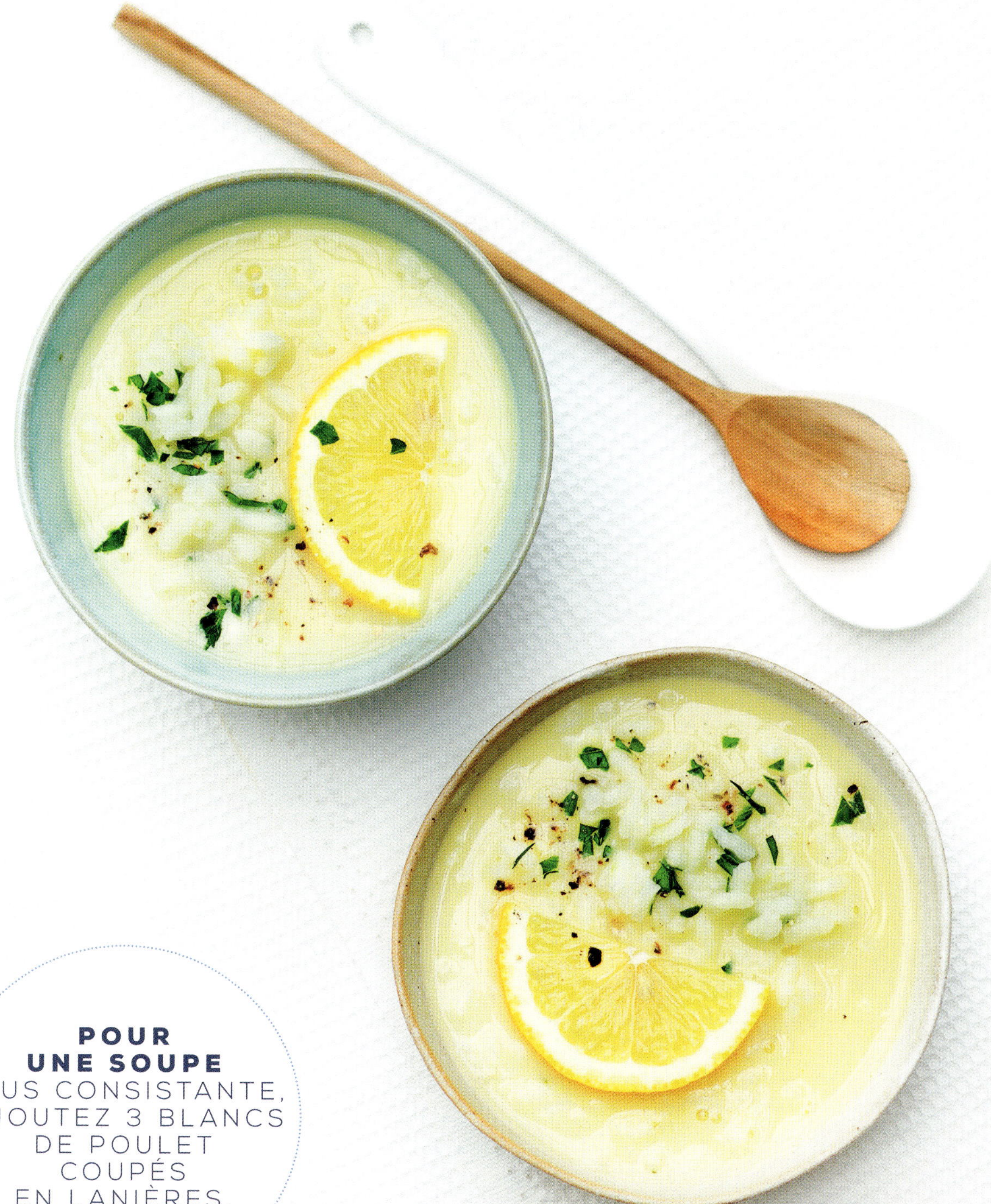

POUR UNE SOUPE
PLUS CONSISTANTE, AJOUTEZ 3 BLANCS DE POULET COUPÉS EN LANIÈRES.

MOUSSAKA VÉGÉTARIENNE

PRÉPARATION 20 MIN • **CUISSON** 30 À 35 MIN • **POUR** 4 PERSONNES

INGRÉDIENTS

Aubergine .... 1 belle ou 2 petites
Oignons .... 125 g
Gousses d'ail 2
Pois chiches (en bocal) .... 200 g
Passata (ou purée de tomates) ...... 150 g
Eau .... 20 cl
Tomates 3
Paprika .... 1 c. à c.
Basilic ciselé .... 1 c. à s.
+ pour le service

Huile d'olive
Sel
Poivre

1 Lavez l'aubergine et coupez-la en tranches fines à l'aide d'une mandoline. Épluchez et hachez les oignons et l'ail. Versez un filet d'huile d'olive dans la poêle et faites-y dorer les oignons et l'ail. Rincez les pois chiches et ajoutez-les aux oignons, faites dorer 5 min. Versez la préparation dans un bol.

2 Faites dorer les tranches d'aubergine dans la poêle 3 min de chaque côté. Réservez-les sur un plat et tamponnez-les avec de l'essuie-tout pour enlever l'excédent d'huile d'olive.

3 Versez la *passata* de tomates dans une casserole, ajoutez l'eau puis le mélange oignons, ail et pois chiches. Mélangez et laissez mijoter au moins 5 min. Salez, poivrez et ajoutez le paprika à la préparation.

4 Préchauffez le four à 180 °C (th. 6). Lavez les tomates et coupez-les en rondelles. Déposez les aubergines dans un plat à gratin, couvrez de la préparation précédente puis renouvelez l'opération. Couvrez ensuite de rondelles de tomates et saupoudrez de basilic ciselé. Enfournez pour 20-25 min de cuisson. Dégustez bien chaud, salez et poivrez si nécessaire et ajoutez éventuellement 2 à 3 feuilles de basilic.

ÉPICEZ AVEC DU CUMIN, UN MÉLANGE QUATRE-ÉPICES OU DE L'ORIGAN ET DU THYM FRAIS.

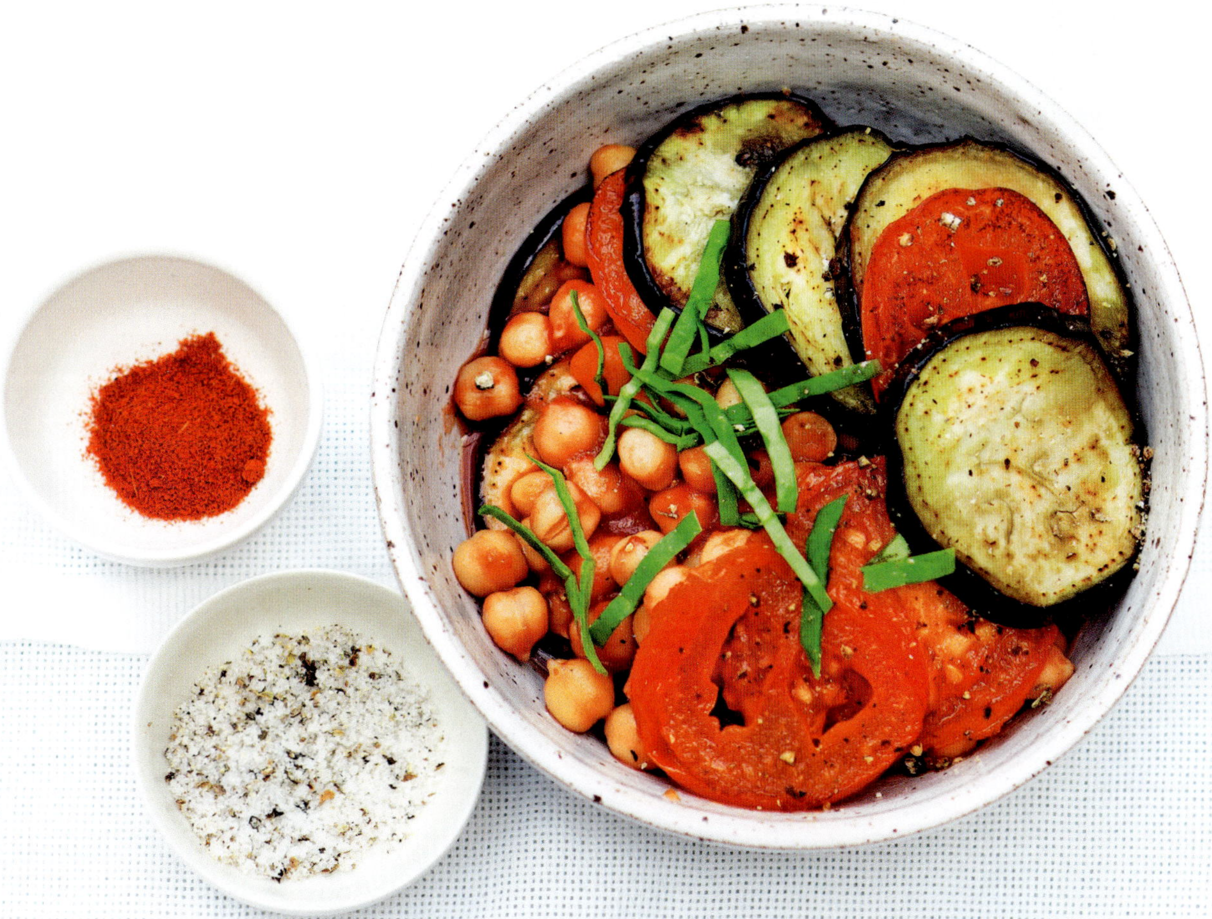

POÊLÉE ÉPINARDS, OIGNONS, FETA ET HUILE D'OLIVE

PRÉPARATION 10 MIN • **CUISSON** 15 MIN • **POUR** 2 PERSONNES

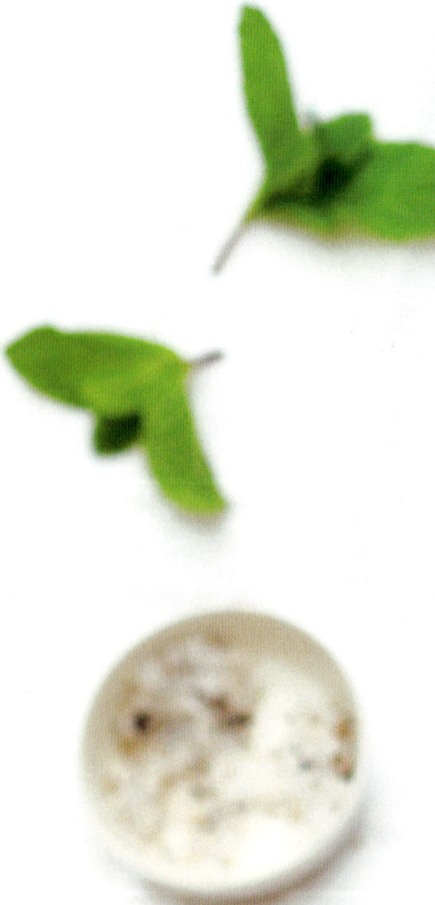

INGRÉDIENTS

Oignons 2
Épinards .... 250 g
Persil ciselé .... 1 c. à s.
Menthe ciselée .... 1 c. à s.
Feta .... 100 g
Huile d'olive
Sel
Poivre

1 Épluchez et hachez les oignons. Versez un filet d'huile d'olive dans une poêle et faites-y suer les oignons. Réservez.

2 Faites fondre les épinards dans la poêle à feu doux env. 10 min. Retirez l'eau rendue par les épinards et ajoutez les oignons. Mélangez et incorporez le persil et la menthe ciselés, salez et poivrez.

3 Émiettez la feta sur la préparation et servez.

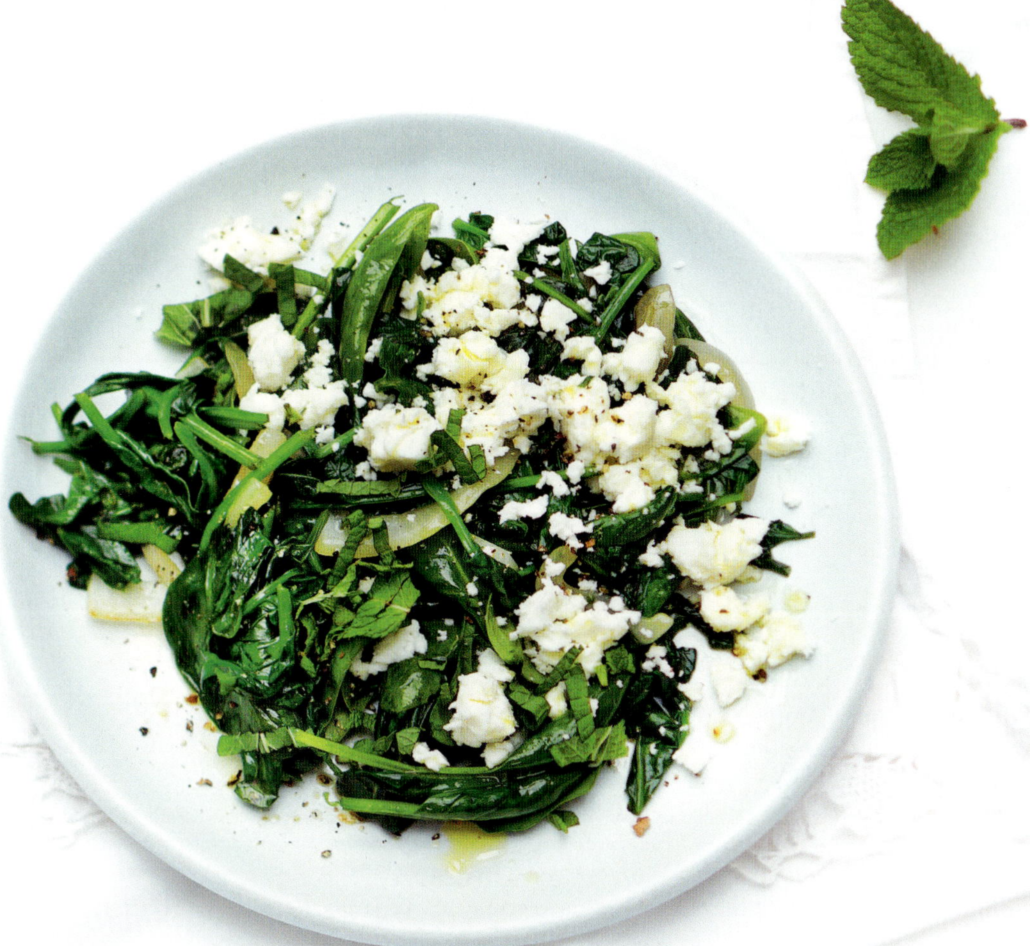

AJOUTEZ
1 ŒUF À LA PRÉPARATION, DÉPOSEZ-LA DANS UNE FEUILLE DE BRICK ET RÉALISEZ UN CHAUSSON AUX ÉPINARDS. FAITES CUIRE AU FOUR 25 MIN.

QUELQUES SPÉCIALITÉS : ESCARGOTS, POURPIER, POULPE

Une santé exceptionnelle et des risques cardiovasculaires largement diminués grâce au régime crétois ! Quels sont ses secrets ? Quels sont les aliments stars que l'on retrouve en Crète ?
Il existe effectivement 3 spécialités : le pourpier, les escargots de Crète et le poulpe. Regardons de plus près quels sont leurs atouts nutritionnels...

LE POURPIER

C'est une petite **plante sauvage aux feuilles épaisses et charnues** qui pousse naturellement en Crète. Attention, elle a cependant une **saveur piquante** qui peut se révéler surprenante.

Propriétés du pourpier

› Le pourpier a d'innombrables atouts santé : il est riche en vitamines B, C et E, en bêtacarotène, en magnésium et en fer, mais il doit surtout son succès dans le régime crétois à sa formidable richesse en acides gras oméga-3.

› Il permet ainsi de lutter contre le cholestérol, l'hypertension et se révèle anti-inflammatoire.

› Légume très peu calorique, le pourpier est donc à consommer sans modération.

› Les Crétois le consomment principalement cru en salade, assaisonné d'huile d'olive et de citron, mais il peut aussi être cuit à l'étuvée ou à la vapeur ou encore en papillotes.

› Riche en fibres, il favorise la satiété.

› Des équivalents : chicorée, épinard, feuille de vigne, oseille et pissenlit.

LES ESCARGOTS DE CRÈTE

Les escargots de Crète sont **différents des escargots européens**. En effet, **ils se nourrissent d'herbes et de plantes aromatiques de montagne**, regorgeant d'antioxydants, ce qui leur confère une composition riche en acides gras essentiels oméga-3 !

Les oméga-3 représentent 10 % des lipides totaux des escargots.

Composition des escargots

- Les escargots sont principalement composés de protéines (à 75 %) et contiennent 15 % de matières grasses. On trouve une grande quantité d'oméga-3 dans les escargots. Ils sont peu caloriques, car on compte 70 kcal pour 100 g.
- Ils ont de nombreux atouts santé : riches en phosphore, en calcium, en cuivre et en fer.
- Les escargots sont donc bons pour la santé car ils sont riches en nutriments essentiels et en acides gras oméga-3, à condition qu'ils ne soient pas préparés au beurre !

LE POULPE

Le poulpe est un céphalopode qui ressemble à une pieuvre. Ces animaux à tentacules se caractérisent par un **faible apport en lipides mais un apport élevé en protéines.**

Ils sont d'excellentes sources de cuivre, de sélénium et de vitamine B12 et contiennent de nombreux autres nutriments essentiels à la santé. Vous retrouverez notamment des oméga-3 qui auront un effet favorable sur votre santé cardiovasculaire. Pour rappel, les oméga, participent à réduire la tension artérielle, les triglycérides sanguins et la formation de caillots, diminuant ainsi les risques d'athérosclérose.

Caractéristiques principales du poulpe

- Riche en fer : minéral qui permet le transport de l'oxygène et la formation des globules rouges dans le sang.
- Riche en cuivre : oligoélément entrant dans la constitution de plusieurs enzymes, et permettant la formation d'hémoglobine et de collagène. Il participe aussi à la défense du corps contre les radicaux libres.
- Sélénium : oligoélément connu pour être un puissant antioxydant.
- Vitamine B12 : vitamine qui permet la formation des globules rouges dans le sang et qui participe à l'entretien des cellules nerveuses et des cellules du tissu osseux.
- 75 g de poulpe apportent 6 fois plus de vitamine B12 que 75 g de bœuf !

SALADE D'ESCARGOTS TIÈDES EN FEUILLES DE CÂPRES

PRÉPARATION 15 MIN • **CUISSON** 5 MIN • **POUR** 2 PERSONNES

INGRÉDIENTS

Escargots	1 bocal
Feuilles de câpres	1 bocal
Petite salade	1
Gousse d'ail	1
Cerneaux de noix	2 c. à s.
Persil ciselé	2 c. à s.
Vinaigre	1 c. à s.
Huile d'olive	2 c. à s.
Sel	
Poivre	
Pain pita	

1 Réchauffez les escargots dans leur jus. Rincez les feuilles de câpres ou suivez les indications du bocal. Lavez et essorez la salade. Déposez les feuilles de salade dans deux assiettes.

2 Épluchez et hachez l'ail. Mettez-le dans un bol, ajoutez-y le vinaigre et l'huile, salez, poivrez et émulsionnez.

3 Roulez rapidement les escargots dans les feuilles de câpres. Déposez-les sur la salade, ajoutez la vinaigrette, parsemez de noix et de persil.

4 Dégustez immédiatement avec du pain pita tiède.

AJOUTEZ AU CHOIX
DANS LA SALADE DES ŒUFS DURS, DES OLIVES, DES CÂPRES.

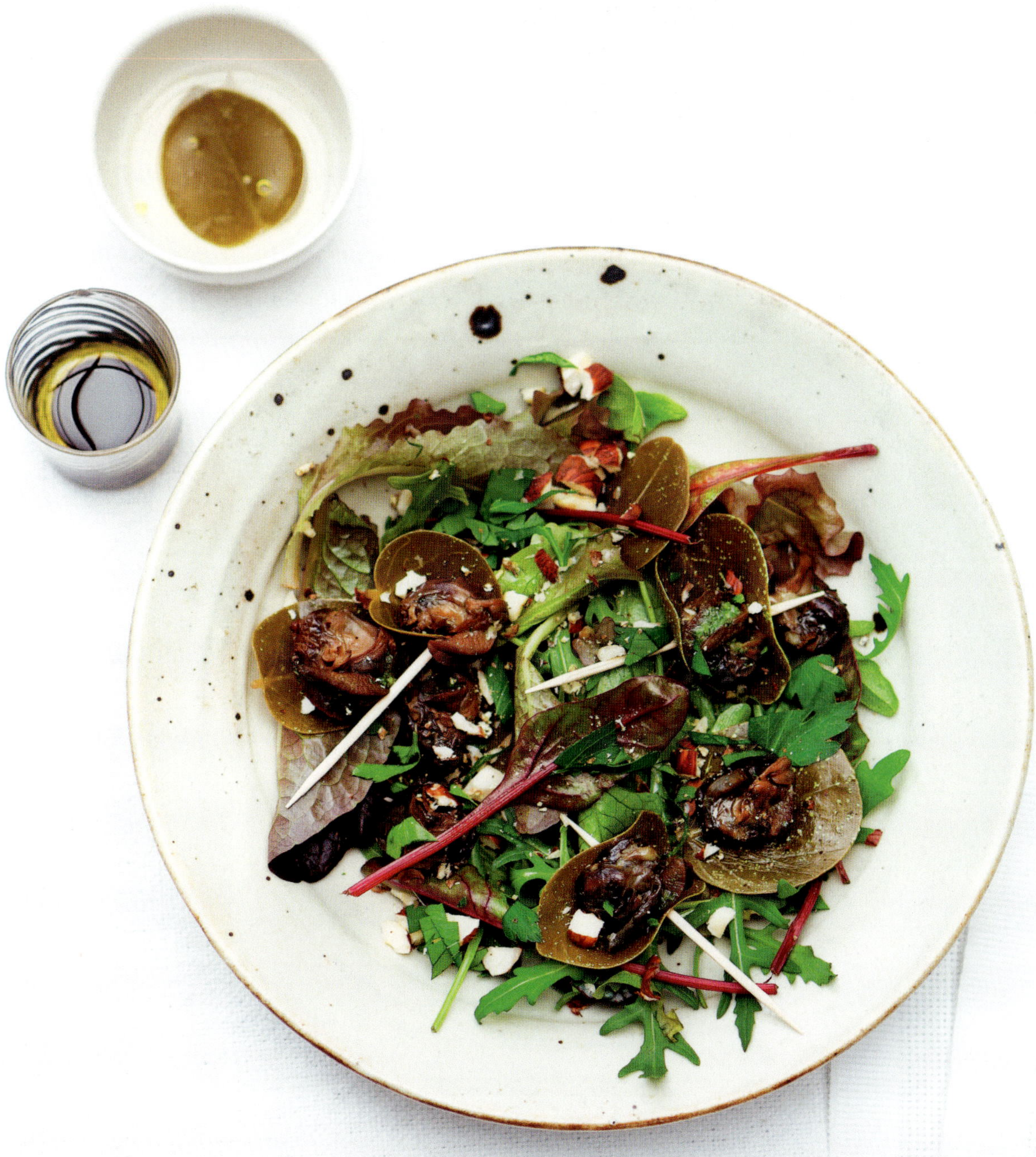

GRATIN DE LÉGUMES, *KRITHARAKI* ET CRÈME DE FETA

PRÉPARATION 10 MIN • **CUISSON** 25 À 30 MIN • **POUR** 2 PERSONNES

INGRÉDIENTS

Kritharaki (pâtes en forme de grains de riz) ..... 40 g
Courgettes 2
Tomates 2
Mélange de romarin, de thym et d'origan ..... 1 c. à s.
Crème de feta ..... 2 c. à s.
Huile d'olive
Sel
Poivre

1 Préchauffez le four à 180 °C (th. 6). Versez un filet d'huile d'olive dans le fond d'un plat à gratin et ajoutez les *kritharaki*.

2 Lavez les légumes et coupez-les finement en rondelles à la mandoline. Mettez-les dans un saladier, salez, poivrez et ajoutez les herbes. Mélangez et versez sur les pâtes. Enfournez pour 25 à 30 min de cuisson.

3 Servez avec la crème de feta.

PRÉPAREZ CETTE RECETTE AVEC DE L'ORGE, DU RIZ COMPLET OU UNE AUTRE CÉRÉALE DE VOTRE CHOIX À LA PLACE DES PÂTES.

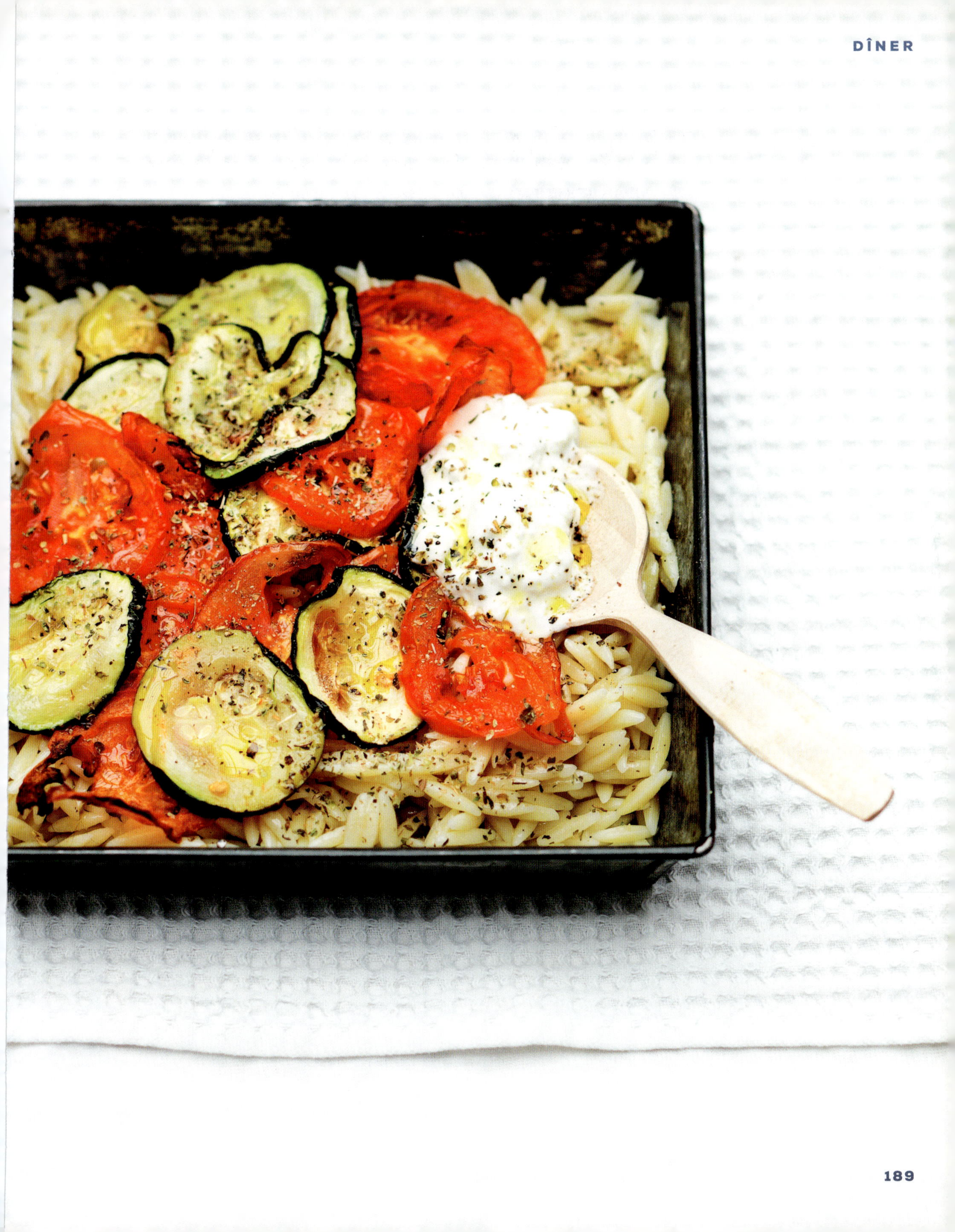

SALADE DE POMMES DE TERRE AUX HERBES ET AU FROMAGE FRAIS

PRÉPARATION 10 MIN • **CUISSON** 20 À 25 MIN • **POUR** 2 PERSONNES

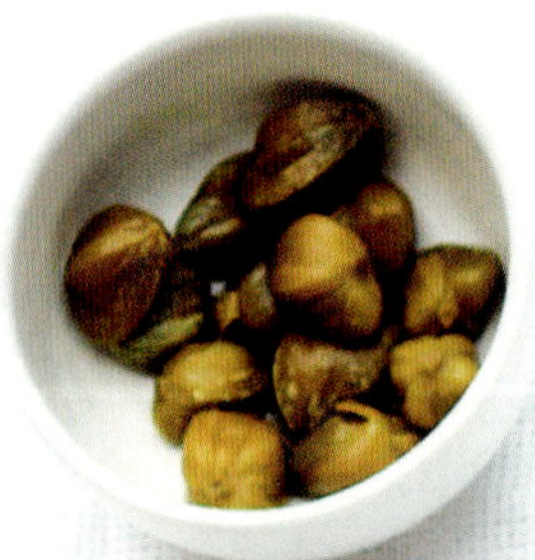

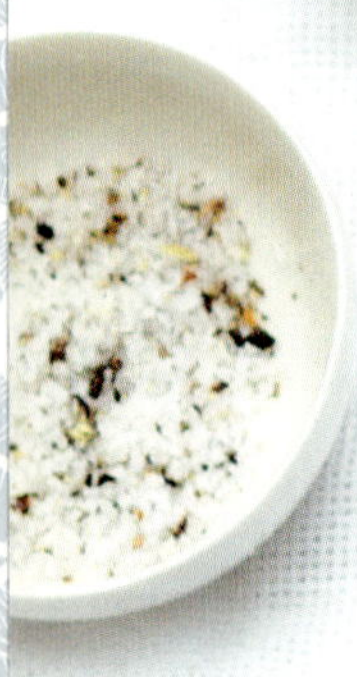

INGRÉDIENTS

Pommes de terre	6
Fromage frais de brebis	200 g
Gousse d'ail	½
Persil ciselé	2 c. à s.
Basilic ciselé	1 c. à s.
Menthe ciselée	1 c. à s.
Câpres	2 c. à s.
Huile d'olive	1 filet
Sel	
Poivre	

1 Lavez les pommes de terre et faites-les cuire à la vapeur pendant 20 à 25 min. Laissez-les tiédir quelques minutes, épluchez-les et coupez-les en rondelles. Déposez les rondelles dans deux assiettes.

2 Mettez le fromage frais de brebis dans un bol, ajoutez l'ail pelé et émincé finement et les herbes, salez et poivrez. Mélangez et versez sur les pommes de terre.

3 Ajoutez un filet d'huile d'olive et les câpres. Dégustez immédiatement.

SI VOUS PRÉFÉREZ, REMPLACEZ LE FROMAGE FRAIS PAR DE LA FAISSELLE.

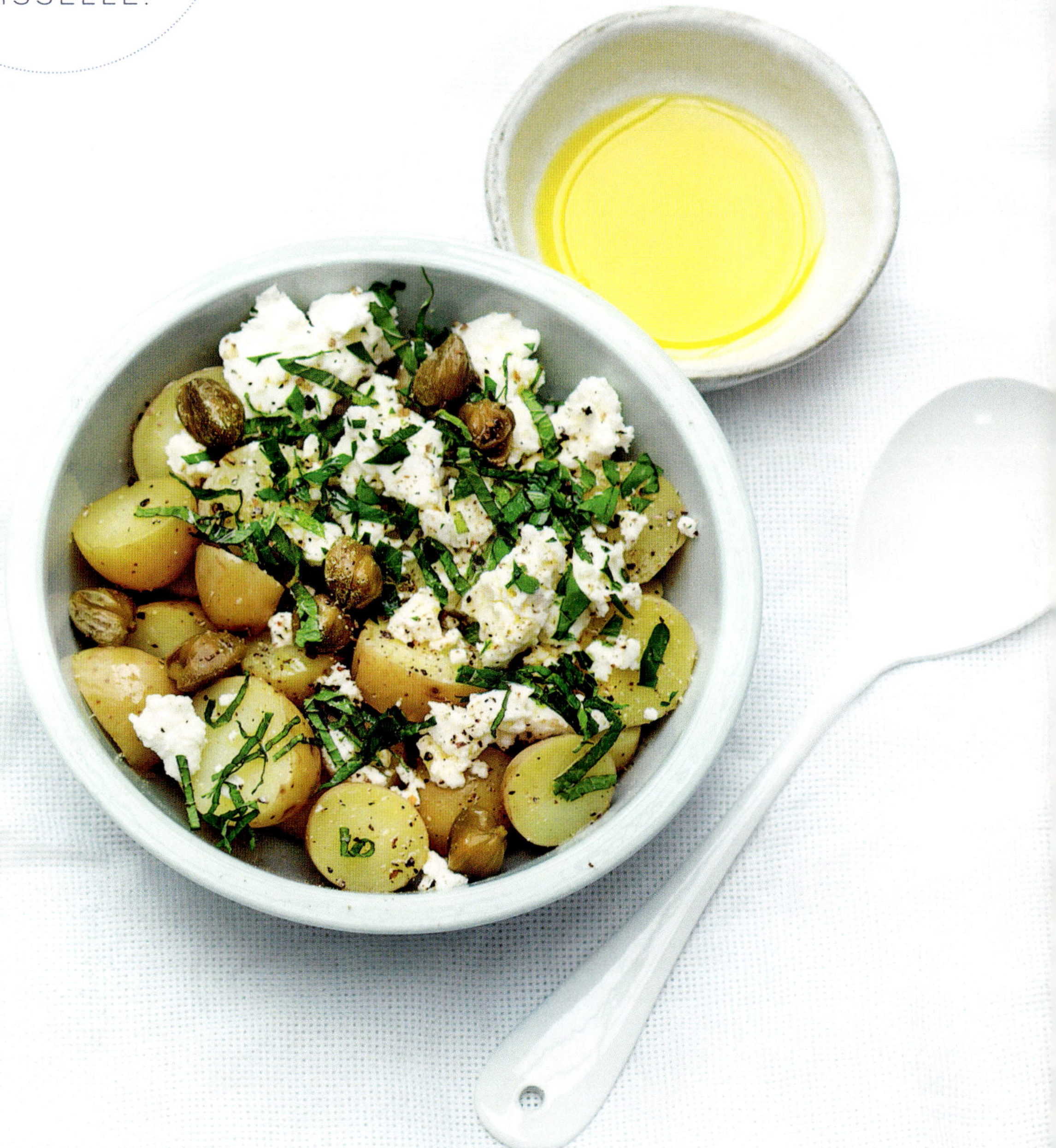

GOMBOS AUX TOMATES ET HUILE D'OLIVE, POMMES DE TERRE AU FOUR

PRÉPARATION 20 MIN • **CUISSON** 1 H 10 • **POUR** 2 PERSONNES

INGRÉDIENTS

Gombos frais.......................................400 g
Oignons...2
Gousses d'ail 2
Grosses tomates 3
Purée de tomates..............................100 g
Basilic ciselé...................................2 c. à s.
Pommes de terre 4
Huile d'olive
Sel
Poivre

1 Lavez les gombos plusieurs fois sous l'eau froide. Coupez les tiges. Versez un filet d'huile d'olive dans la poêle et faites-y revenir les gombos pendant 2 à 3 min. Réservez-les dans un plat.

2 Épluchez les oignons et l'ail et faites-les blondir dans la poêle. Coupez les tomates en petits morceaux et mettez-les dans la poêle. Ajoutez la purée de tomates, le basilic et versez 1 verre d'eau (12,5 cl). Mélangez et portez à ébullition. Ajoutez les gombos puis laissez mijoter à feu doux pendant 30 min.

3 Pendant ce temps-là, préchauffez le four à 200 °C (th. 6-7), lavez les pommes de terre, coupez-les en deux et mettez-les dans un plat à four. Versez un filet d'huile d'olive, salez et poivrez. Enfournez pour 30 min de cuisson.

4 Dégustez les gombos bien chauds accompagnés des pommes de terre.

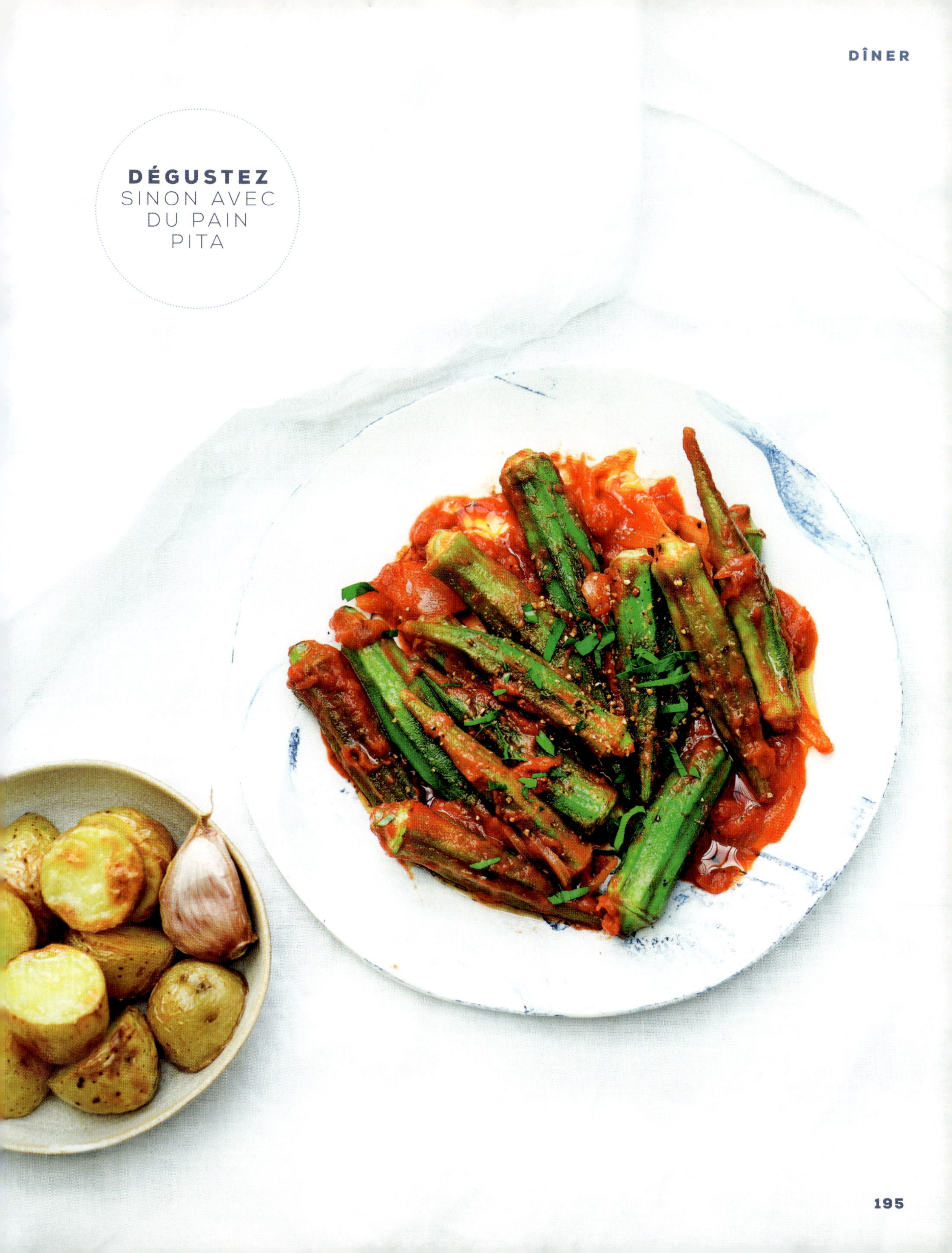

DÉGUSTEZ
SINON AVEC
DU PAIN
PITA

BRIAM

PRÉPARATION 20 MIN • **CUISSON** 40 À 45 MIN • **POUR** 4 PERSONNES

INGRÉDIENTS

Aubergines 2
Courgettes .... 500 g
Tomates .... 500 g
Pommes de terre .... 500 g
Poivron rouge 1
Oignons 2
Gousses d'ail 3
Origan .... 2 c. à s.
Olives et pain grec pour le service
Huile d'olive
Sel
Poivre

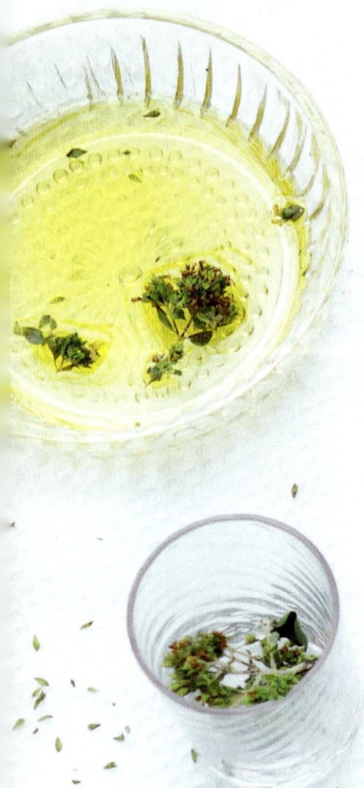

1 Préchauffez le four à 180 °C (th. 6). Lavez les légumes, épluchez les pommes de terre, l'ail et les oignons et épépinez les poivrons. Coupez-les en rondelles.

2 Mettez les légumes dans un grand plat à four. Versez 1 verre d'eau, salez et poivrez. Ajoutez un bon filet d'huile d'olive et saupoudrez d'origan. Enfournez pour 40 à 45 min de cuisson. À mi-cuisson, mélangez et ajoutez à nouveau un peu d'eau.

3 Dégustez avec des olives et du pain grec.

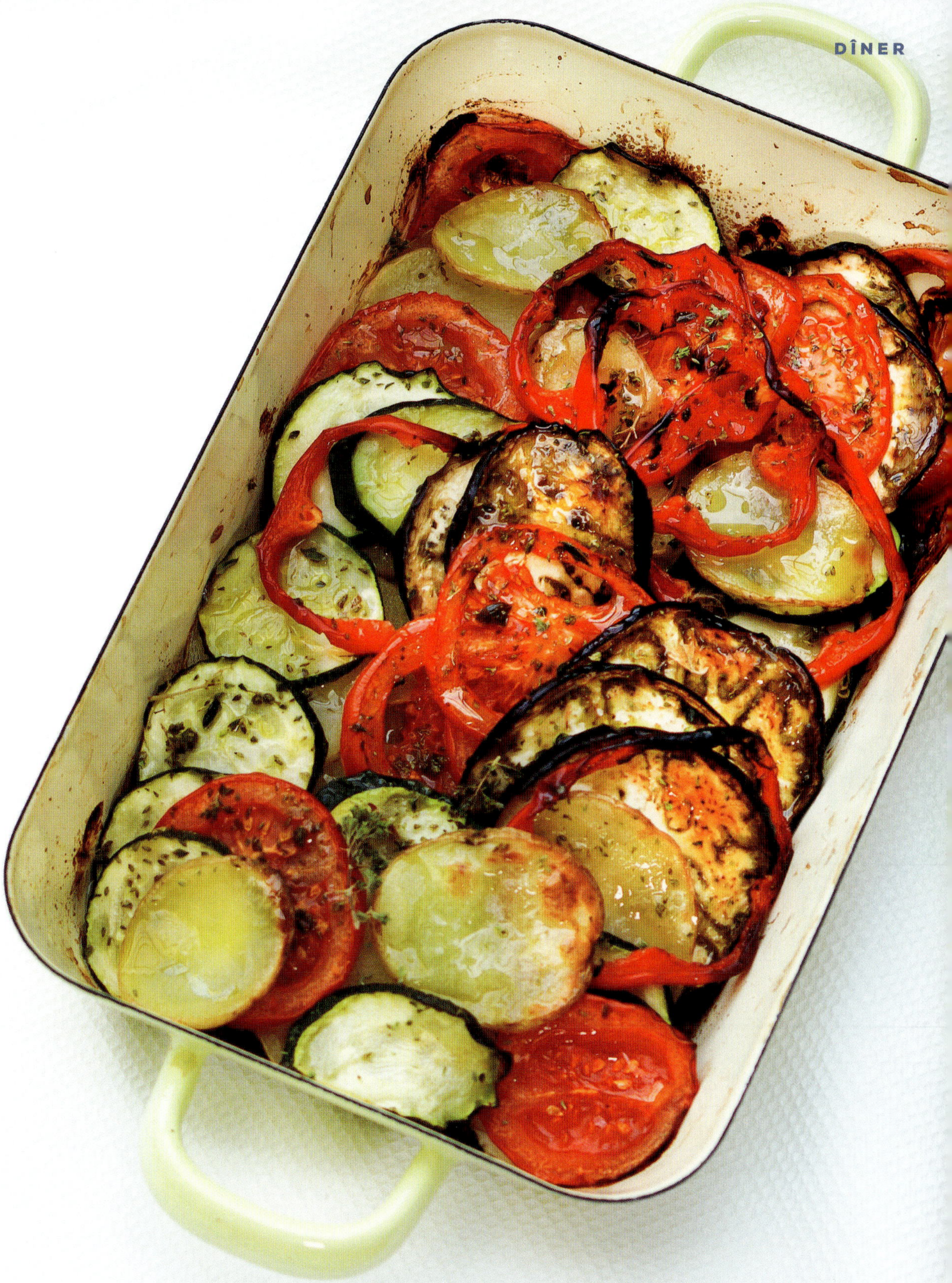

CONCOMBRE FARCI À LA FETA, TAPENADE, CÂPRES ET BASILIC FRAIS

PRÉPARATION 10 MIN • **POUR** 2 PERSONNES

INGRÉDIENTS

Gros concombre 1
Feta .... 60 g
Tapenade .... 2 c. à s.
Laitue .... 2 feuilles
Câpres .... 2 c. à s.
Basilic ciselé .... 2 c. à s.
Olives noires .... 2 c. à s.
Huile d'olive
Sel
Poivre

1 Coupez le concombre en deux dans le sens de la longueur. Enlevez les pépins à l'aide d'une cuillère parisienne.

2 Farcissez les moitiés de concombre de feta puis ajoutez de la tapenade. Coupez-les en deux.

3 Coupez les feuilles de laitue en morceaux. Disposez-les sur un plat de service. Déposez les 4 tronçons de concombre farcis. Ajoutez dessus les câpres, un filet d'huile d'olive, le basilic, salez (peu) et poivrez bien.

4 Décorez avec quelques olives et dégustez.

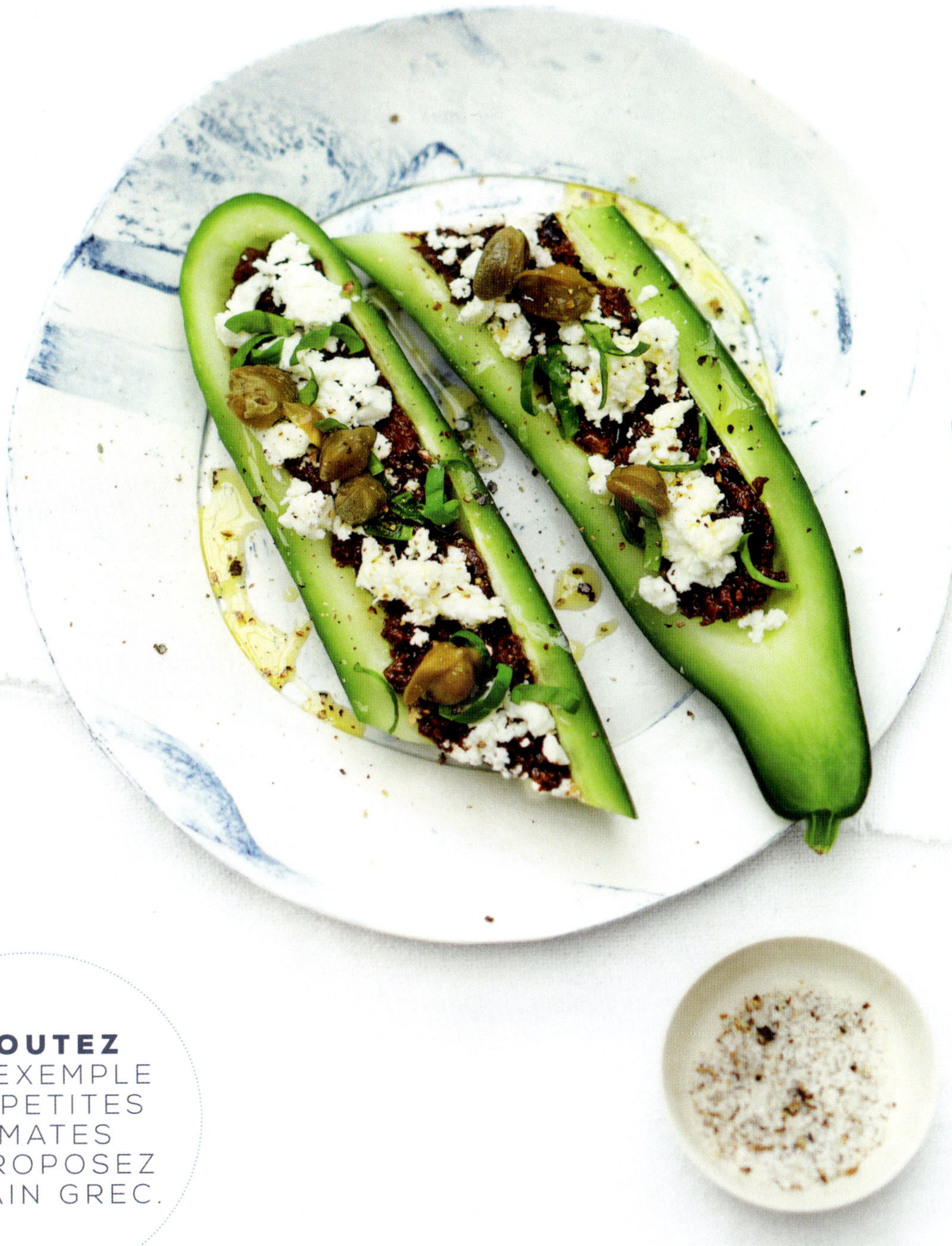

AJOUTEZ
PAR EXEMPLE
DES PETITES
TOMATES
ET PROPOSEZ
DU PAIN GREC.

CHAMPIGNONS AUX TOMATES ET À L'ANETH

PRÉPARATION 30 MIN • **CUISSON** 25 MIN • **POUR** 4 PERSONNES

INGRÉDIENTS

Petits champignons de Paris .... 350 g
Grosses tomates 2
Oignon 1
Gousse d'ail 1
Vin blanc sec .... 4 c. à s.
Concentre de tomates .... 1 c. à c.
Thym .... 4 brins
Laurier .... 1 feuille
Graines de moutarde .... 1 c. à c.
Citron 1
Aneth ciselé .... 2 c. à s.
Dakos
Huile d'olive
Sel
Poivre

1 Épluchez les champignons et coupez légèrement les pieds. Passez les tomates sous l'eau bouillante. Pelez-les et coupez-les en petits morceaux en gardant le jus. Épluchez et hachez l'oignon et l'ail.

2 Versez un filet d'huile d'olive dans un faitout et faites-y blondir l'ail et l'oignon pendant 2 min. Déglacez avec le vin blanc. Ajoutez les tomates, les champignons de Paris, le concentré de tomates, le thym, le laurier et les graines de moutarde. Mélangez et laissez mijoter environ 20 min à couvert. Salez et poivrez. Laissez refroidir.

3 Avant de servir, pressez le citron, ajoutez le jus et de l'huile d'olive à la préparation. Mélangez et goûtez pour rectifier l'assaisonnement. Parsemez d'aneth. Dégustez avec des *dakos*.

SI LES TOMATES NE SONT PAS ASSEZ MÛRES ET JUTEUSES, AJOUTEZ UN PEU D'EAU.

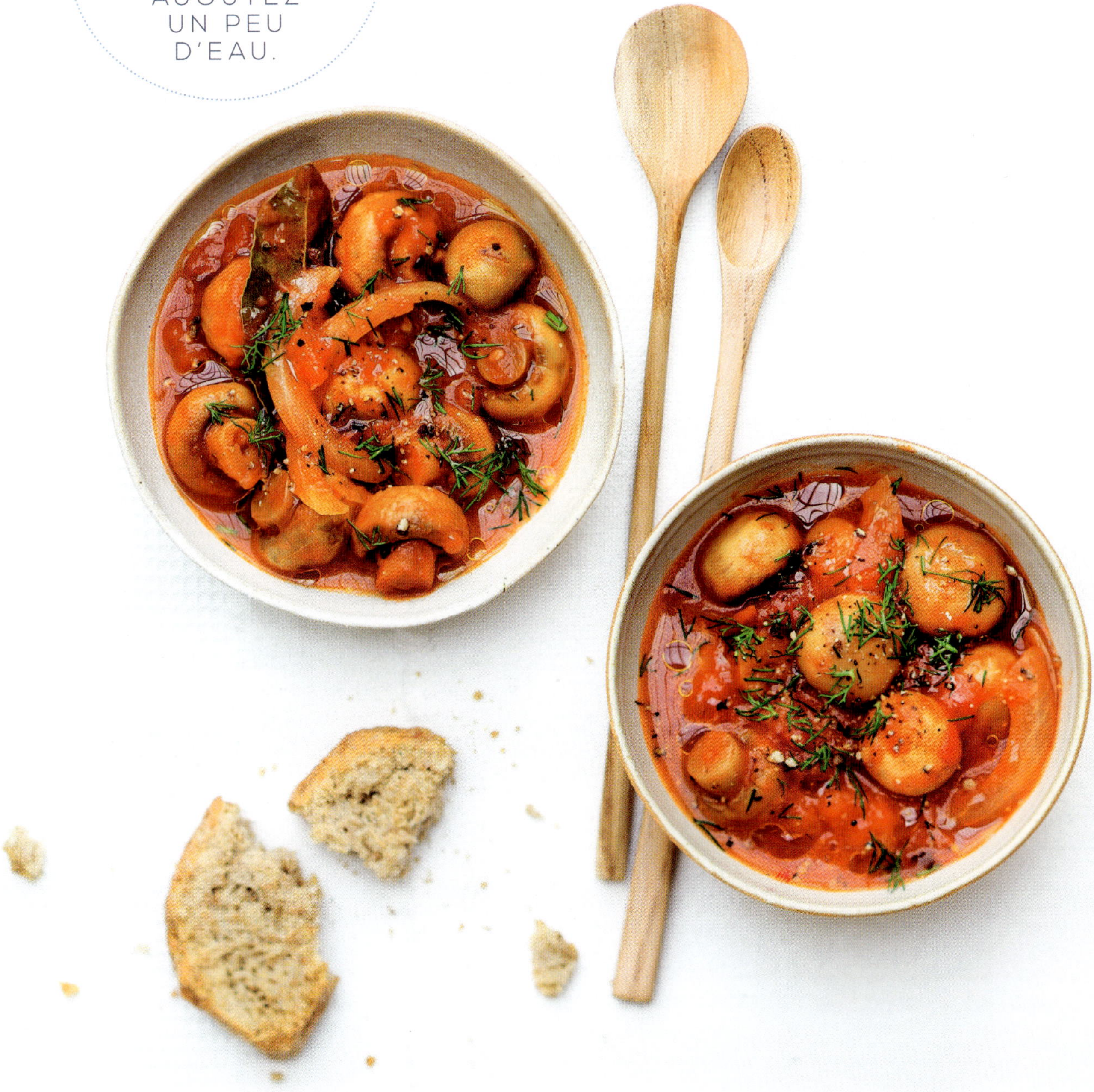

LA CONVIVIALITÉ DES REPAS ET LE TEMPS DE MANGER

Un des nombreux atouts du régime crétois est lié à la façon de manger, au plaisir de manger, à la convivialité des repas. Les repas sont des moments importants de sociabilité. Prendre le temps de manger contribue également à une meilleure digestion grâce notamment à une bonne mastication.
Aujourd'hui, les rythmes de vie ont changé vos habitudes et vos repas sont majoritairement pris sur le pouce, dans le bruit, ou sans vous poser.

QUELLES SONT **LES ERREURS FRÉQUENTES ?**

- Vous mangez **sur le pouce.**
- Vous mangez **devant votre ordinateur** ou devant la télé.
- Vous mangez **trop vite**, comme si c'était une corvée.
- Vous **privilégiez l'alimentation rapide** (restauration rapide).
- Vous mangez un sandwich **debout.**
- Vous **sautez le repas.**
- Vous mangez **en téléphonant.**

Pour y remédier, arrêtez-vous et accordez-vous du temps !
Il est très important de retrouver de bonnes habitudes, une bonne hygiène de vie pour un corps en bonne santé.

L'ESPRIT CRÉTOIS

Les repas dans le régime crétois tiennent une place centrale : ils sont **pris à table** et **dans la convivialité.**

C'est un moment idéal pour faire une pause dans la journée et pour **se retrouver** autour d'une table et se parler.

Prenez le temps de vous asseoir, de manger avec des couverts.

Soyez attentifs à votre repas, aux aliments, aux textures, aux goûts…

Prenez le temps de mâcher, de mastiquer… Ainsi, vous enclenchez la digestion et facilitez le travail de l'estomac, ce qui améliore la digestion et, ainsi, le confort digestif.

Si vous prenez ce temps, vous sentirez la satiété venir, et la faim disparaître sans avoir trop mangé.

C'est un moment pour vous, pour vous retrouver avec vous-même et/ou votre entourage. La convivialité est importante.

POURQUOI **PRENDRE SON TEMPS ?**

› **Pour manger moins**

Le signal de satiété est envoyé par le cerveau au bout de 15 à 20 min. On a donc plus de chances de ressentir la satiété si on prend le temps de manger.

› **Pour apprivoiser sa faim**

La faim, comme la satiété, est de nos jours une sensation oubliée. Pourtant ce sont des signaux biologiques essentiels. En prenant le temps de s'asseoir pour manger, vous vous donnez le temps d'écouter les signaux que vous envoie votre corps. Cela permet de faire des repas frugaux sans surcharge inutile.

› **Pour améliorer sa digestion**

La digestion débute dans la bouche grâce à l'action des enzymes de la salive. Mastiquer les aliments permet également de les découper, de les hacher et de les préparer pour l'estomac. L'estomac est donc moins surchargé, ce qui facilite votre digestion et améliore votre confort digestif.

› **Pour manger en pleine conscience**

Porter attention aux aliments, aux odeurs, aux goûts, aux textures lorsque vous mangez, cela s'appelle la pleine conscience. Votre corps et votre cerveau se nourrissent de votre repas et cela contribue à votre sentiment de satiété. Si vous êtes concentré sur un écran pendant votre repas, votre cerveau n'enregistre pas ce que vous mangez. Vous risquez donc d'avoir faim très vite et de grignoter toute la journée !

› **Pour partager de bons moments entre amis, entre collègues ou en famille**

Prenez le temps d'écouter, de parler, d'échanger, de rire, de vous confier… La complicité sera assurée avec vos proches… De beaux moments de partage !

Table des matières

Un grand merci à Marin pour sa confiance sur ce beau projet
et pour l'avoir parfaitement orchestré.
Merci à mes patients et patientes qui me font confiance.
Merci à ma famille et tout particulièrement à mon époux
pour son soutien permanent et précieux.

Merci à Stéphanie de Turckheim pour ces recettes délicieuses,
à Emanuela Cino et à Mélanie Martin
pour leur magnifique travail !

Enfin, un grand merci à l'éditeur
et à toute l'équipe du livre pour ce projet !

Alexandra Retion

Je remercie Céline et Marin pour ce beau projet
ainsi que toute l'équipe pour cette belle collaboration.
Merci à Kritonas de chez Kilikio et Dimitris pour leurs conseils et délicieux produits.

Je me suis régalée...

Stéphanie de Turckheim

Toutes les photographies de cet ouvrage sont d'Emanuela Cino.

58, rue Jean-Bleuzen – 92178 Vanves Cedex

Pour l'éditeur, le principe est d'utiliser des papiers composés
de fibres naturelles, renouvelables, recyclables et fabriqués à partir de bois issus
de forêts qui adoptent un système d'aménagement durable.
En outre, l'éditeur attend de ses fournisseurs de papier qu'ils s'inscrivent
dans une démarche de certification environnementale reconnue.

Direction : Catherine Saunier-Talec
Responsable éditorial : Céline Le Lamer
Responsable artistique : Nicolas Beaujouan
Responsable de projet : Marin Postel
Conception graphique intérieure : Emilie Greenberg
Conception couverture : Nicolas Beaujouan
Fabrication : Amélie Latsch
Partenariats : Sophie Morier (smorier@hachette-livre.fr)

Dépôt légal : mai 2018
64-1802-5/ 03

ISBN : 9782017042723

Imprimé en Espagne par Gráficas Estella en Juin 2021

PAPIER À BASE DE
FIBRES CERTIFIÉES

hachette s'engage pour
l'environnement en réduisant
l'empreinte carbone de ses livres.
Celle de cet exemplaire est de :
1,66 kg éq. CO_2
Rendez-vous sur
www.hachette-durable.fr